Alexandra M. Michels

Computergestützte Analyse von Hauttests

Alexandra M. Michels

Computergestützte Analyse von Hauttests

Entwicklung einer Methodik und klinische Anwendung zur Ermittlung der Wirksamkeit von Allergenlösungen

Südwestdeutscher Verlag für Hochschulschriften

Impressum/Imprint (nur für Deutschland/only for Germany)
Bibliografische Information der Deutschen Nationalbibliothek: Die Deutsche Nationalbibliothek verzeichnet diese Publikation in der Deutschen Nationalbibliografie; detaillierte bibliografische Daten sind im Internet über http://dnb.d-nb.de abrufbar.
Alle in diesem Buch genannten Marken und Produktnamen unterliegen warenzeichen-, marken- oder patentrechtlichem Schutz bzw. sind Warenzeichen oder eingetragene Warenzeichen der jeweiligen Inhaber. Die Wiedergabe von Marken, Produktnamen, Gebrauchsnamen, Handelsnamen, Warenbezeichnungen u.s.w. in diesem Werk berechtigt auch ohne besondere Kennzeichnung nicht zu der Annahme, dass solche Namen im Sinne der Warenzeichen- und Markenschutzgesetzgebung als frei zu betrachten wären und daher von jedermann benutzt werden dürften.

Coverbild: www.ingimage.com

Verlag: Südwestdeutscher Verlag für Hochschulschriften GmbH & Co. KG
Heinrich-Böcking-Str. 6-8, 66121 Saarbrücken, Deutschland
Telefon +49 681 37 20 271-1, Telefax +49 681 37 20 271-0
Email: info@svh-verlag.de

Zugl.: Köln, Universität zu Köln, Dissertation, 2011

Herstellung in Deutschland:
Schaltungsdienst Lange o.H.G., Berlin
Books on Demand GmbH, Norderstedt
Reha GmbH, Saarbrücken
Amazon Distribution GmbH, Leipzig
ISBN: 978-3-8381-1930-4

Imprint (only for USA, GB)
Bibliographic information published by the Deutsche Nationalbibliothek: The Deutsche Nationalbibliothek lists this publication in the Deutsche Nationalbibliografie; detailed bibliographic data are available in the Internet at http://dnb.d-nb.de.
Any brand names and product names mentioned in this book are subject to trademark, brand or patent protection and are trademarks or registered trademarks of their respective holders. The use of brand names, product names, common names, trade names, product descriptions etc. even without a particular marking in this works is in no way to be construed to mean that such names may be regarded as unrestricted in respect of trademark and brand protection legislation and could thus be used by anyone.

Cover image: www.ingimage.com

Publisher: Südwestdeutscher Verlag für Hochschulschriften GmbH & Co. KG
Heinrich-Böcking-Str. 6-8, 66121 Saarbrücken, Germany
Phone +49 681 37 20 271-1, Fax +49 681 37 20 271-0
Email: info@svh-verlag.de

Printed in the U.S.A.
Printed in the U.K. by (see last page)
ISBN: 978-3-8381-1930-4

Copyright © 2011 by the author and Südwestdeutscher Verlag für Hochschulschriften GmbH & Co. KG and licensors
All rights reserved. Saarbrücken 2011

In dieser Arbeit wurde aufgrund der besseren Lesbarkeit auf Formulierungen wie „Patient/innen" verzichtet. Wenn im Folgenden also z. B. von „Patienten" die Rede ist, sind grundsätzlich männliche und weibliche Patienten gemeint.

Die in dieser Arbeit benannten Vorstudien und die Durchführung des „Skin Prick Test" wurden im Studienzentrum in Mexiko „Centro Médico nacional, Siglo XXI", Mexico City, Mexiko unter der klinischen Leitung von Dr. Désirée Larenas-Linnemann durchgeführt.

Unterstützung bei Fragestellungen des Fachgebiets Allergologie erhielt ich von Universitätsprofessor Dr. med. Dipl.-Ing. R. Mösges.

Danksagung

Mein besonderer Dank gilt Herrn Universitätsprofessor Dr. med. Dipl.-Ing. R. Mösges für die freundliche Überlassung des Themas und die kontinuierliche Unterstützung sowie Beratung bei dessen Bearbeitung. Des Weiteren möchte ich ihm für den enormen Rückhalt während meines bisherigen Medizinstudiums danken.

Allen Mitarbeitern aus dem Institut für Medizinische Statistik, Informatik und Epidemiologie möchte ich für die hilfreichen und anregenden Diskussionen über statistische und wissenschaftliche Themengebiete danken sowie für die gute Arbeitsatmosphäre. Besonders möchte ich mich bei Dr. Shah-Hosseini und Frau Böhm für deren Beratung zu jeder Tageszeit bedanken.

Meiner Familie, Freunden und meinem Partner danke ich für die herzliche und aufbauende Unterstützung während meines Studiums und dieser Promotion, ohne die ich heute sicherlich nicht dort wäre, wo ich nun bin.

„*Die Endlosigkeit des wissenschaftlichen Ringens sorgt unablässig dafür, daß dem forschenden Menschengeist seine beiden edelsten Antriebe erhalten bleiben und immer wieder von neuem angefacht werden: Die Begeisterung und die Ehrfurcht.*"

Max Planck
(1858 - 1947)

Meiner Familie

Inhaltsverzeichnis

Inhaltsverzeichnis

ABKÜRZUNGSVERZEICHNIS 9
1. EINLEITUNG 11
   1.1   VORARBEIT DIESER STUDIE 13
   1.2   IMMUNOLOGISCHE GRUNDLAGEN 13
       1.2.1   *Allergie und Atopie* 13
       1.2.2   *Die Reaktionstypen der Allergie* 14
       1.2.3   *Typ-I-Allergie* 16
           1.2.3.1   Symptome der Typ-I-Allergie 17
           1.2.3.2   Verlauf der Typ-1-Allergie 18
   1.3   DIAGNOSTIK 20
       1.3.1   *Hauttest* 20
           1.3.1.1   Historie 20
           1.3.1.2   Unterschiede der verschiedenen Hauttestungen 21
           1.3.1.3   Der „Skin Prick-Test" 22
       1.3.2   *Serologische Testverfahren* 24
           1.3.2.1   Bestimmung des Gesamt-IgE 24
           1.3.2.2   Bestimmung des Spezifischen IgE 25
   1.4   ALLERGENE 26
       1.4.1   *Einteilung/Struktur* 27
       1.4.2   *Die Hausstaubmilbe* 28
   1.5   ALLERGENLÖSUNGEN 28
   1.6   WIRKSTÄRKE DER ALLERGENPRODUKTE 29
   1.7   VERGLEICH VON ALLERGENPRODUKTEN 30

2. RATIONALE UND ZIELE 32

3. MATERIAL UND METHODEN 33
   3.1   ZIEL DER STUDIE 33
   3.2   STUDIENDESIGN 33
       3.2.1   *Art der Studie* 33
       3.2.2   *Studienplanung* 33
       3.2.3   *Studienablauf* 34
       3.2.4   *Allergenextrakte/Prüfsubstanzen* 35
       3.2.5   *Patientenauswahl* 36
   3.3   DURCHFÜHRUNG 38
       3.3.1   *„Skin Prick Test"* 38
       3.3.2   *Verblindung* 39
   3.4   STATISTISCHE ANALYSE 40
       3.4.1   *Überprüfung des Programms* 40
       3.4.2   *Kontrolle* 42
       3.4.3   *Kopieren* 42
       3.4.4   *Nachzeichnen* 43
       3.4.5   *Scannen* 43
       3.4.6   *Bearbeiten der Scans* 45
       3.4.7   *Korrigieren der Scans* 47
       3.4.8   *Computergestützte Flächenvermessung* 48
       3.4.9   *Flächenvermessung mit „ImageJ"* 48
       3.4.10   *Berechung der Hautreaktionen der Probanden* 49
       3.4.11   *Zuordnung der Scans* 52
       3.4.12   *Eingabe in die SPSS-Datenbank* 55

4. ERGEBNISSE 58
   4.1   ALLGEMEINE DATEN 58
   4.2   DEMOGRAPHISCHE DATEN 58
   4.3   WIRKSAMKEIT DER ALLERGENLÖSUNGEN 59
   4.4   BERECHNUNG DER QUADDELGRÖßEN 59

Inhaltsverzeichnis

4.5	ERMITTLUNG DER KONZENTRATION	63
4.6	SIGNIFIKANZTESTS	66
5.	**DISKUSSION**	**68**
5.1	METHODIK UND KLINISCHE ÜBERPRÜFUNG	71
5.1.1	*Kritik Methodik*	*71*
5.1.2	*Kritik Klinische Überprüfung*	*73*
5.1.2.1	Gewähltes Testverfahren	73
5.1.2.2	Durchführung	74
5.2	ERGEBNISSE	76
5.3	VERGLEICH MIT ANDEREN STUDIEN	77
5.4	AUSBLICK	79
6.	**ZUSAMMENFASSUNG**	**82**
7.	**LITERATURVERZEICHNIS**	**83**
8.	**VORABVERÖFFENTLICHUNGEN**	**96**
9.	**ANHANG**	**97**
	ABBILDUNGSVERZEICHNIS	97
	TABELLENVERZEICHNIS	98

Abkürzungsverzeichnis

CAP-System	Capsulated hydrophilic carrier Polymer-system
CBER	Center for Biologics Evaluation and Research
CD	Cluster of differentation
CREATE	Development of Certified Reference Materials for Allergenic Products and Validation of Methods for Their Quantification
Der p	Dermatophagoides pteronyssinus
ELISA	enzyme-linked immunosorbent assay
FceRI	Eosinophils and high affinity IgE receptor
FDA	Food and drug administration
FEV1	Forced expiratory volume, Einsekundenkapazität
GA²LEN	Global Allergy and Asthma European Network
GM-CSF	Granulocyte macrophage colony-stimulating factor
IgE	Immunglobulin E
IgG	Immunglobulin G
IgM	Immunglobulin M
IL	Interleukin
MHC	Major Histocompatibility Complex
Phl p 5	Phleum pratense, Wiesen-Lieschgras
RAST	Radio Allergen Sorbent Test
sIgE	spezifisches Immunglobulin E
SDS-PAGe	Sulfate-Polyacrylamidgel-Elektrophorese
SOP	Standard Operation Procedure
SPT	Skin Prick Test
Th	T-Helferzelle
US	United States
USA	United States of America
WHO	World Health Organisation

Einleitung

1. Einleitung

Allergien sind ein weltweites Gesundheitsproblem, die Prävalenz steigt in den letzten Jahrzehnten vor allem in den Industrienationen stetig an (69). Global betrachtet stellt die allergische Rhinitis die häufigste Allergieform dar. Unter allergischer Rhinitis versteht man eine normalerweise durch inhalative Allergene hervorgerufene, entzündliche Erkrankung der Nasenschleimhaut, die vielfach mit konjunktivalen Symptomen einhergeht (28). In einigen Ländern berichten über 50% der Erwachsenen über Symptome der allergischen Rhinitis, weltweit sind schätzungsweise 500 Millionen Individuen betroffen (26, 31, 117). Allergische Rhinitis tritt häufig mit Asthma bronchiale im Zusammenhang auf (11, 26, 31).

Das Asthma bronchiale ist eine ernstzunehmende, weil mitunter tödlich verlaufende Krankheit, deren bedeutendster Risikofaktor eine allergische Sensibilisierung ist. Weltweit sind mehr als 300 Millionen Menschen betroffen. Auch diese Anzahl nimmt global betrachtet stetig weiter zu (99).

Die Kosten für diese Erkrankungen sind enorm. In den USA beispielsweise werden jährlich ca. 6 Milliarden US-Dollar dafür ausgegeben (120).

In der gesamten westlichen Welt gehört die Hausstaubmilbe zu den häufigsten Allergenen (73). In Europa reagieren 49% der Atopiker auf das Allergen der Haustaubmilbe, nur knapp übertroffen mit 52% von dem der Graspollen (16).

Wenn man den Umfang des globalen Ausmaßes bedenkt, wird bewusst, wie wichtig das Feld der Allergologieforschung und somit auch der Allergiediagnostik ist und auch in Zukunft sein wird.

Die Allergieforschung macht jedoch nicht vor Ländergrenzen halt. Zahlreiche Immuntherapiestudien, die in Europa durchgeführt werden, sowie Untersuchungen von allergischen Hauttestungen, werden verwendet um Diagnostik und Behandlung jenseits der europäischen Grenzen zu beeinflussen (26). Auch in den USA und in Lateinamerika gewinnt die europäische Forschung an Einfluss (1, 82). Es werden in den USA jedoch Allergenextrakte verwendet, die sich in ihrer biologischen Aktivität von denen in anderen Teilen der Welt offensichtlich unterscheiden.

Ziel der im Folgenden beschriebenen Untersuchung war es Allergenextrakte aus den USA mit europäischen und mexikanischen Extrakten zu vergleichen. Sollten sich die

Einleitung

vermuteten Unterschiede bestätigen, so läge damit auch die Aussage nahe, dass die veröffentlichen epidemiologischen Daten über die Diagnostik von Allergien in Amerika und Europa differenzierter betrachtet werden müssen. Es werden bereits auf amerikanischen und auch auf europäischen Seiten Versuche unternommen universelle Methoden zu entwickeln, die biologische Aktivität von Allergenextrakten zu messen und zu vergleichen. Auf europäischer Ebene macht das CREATE-Projekt gute Fortschritte mit der Vereinheitlichung von In-vitro-Testungen. Es sind bislang jedoch nur Referenz-Moleküle für Birke (rBet v1), Wiesen-Lieschgras (rPhl p 5a) und Haustaubmilbe (rDer p 2) verfügbar, zusammen mit einigen ELISAs zur Quantifizierung (128).

Der Hauttest, international als „Skin-Prick-Test" (SPT) bekannt, stellt die Routinemethode dar, um Sensibilisierungen zu diagnostizieren. Aufgrund der einfachen, kostengünstigen Durchführbarkeit, seiner guten Reproduzierbarkeit und hohen Zuverlässigkeit stellt der SPT die diagnostische Methode der Wahl dar (17, 64). Allerdings komplizieren instabile Allergene und das Fehlen standardisierter Extrakte das diagnostische Vorgehen (66). Der SPT kann bei bekannter Sensibilisierung auch dazu verwendet werden, Allergenextrakte miteinander zu vergleichen. Er ist eine alternative und möglicherweise klinisch relevantere Art den Allergengehalt von Allergenextrakten zu messen als In-vitro-Methoden, da sämtliche allergenen Moleküle des Extraktes dazu beitragen, eine Quaddel auf der Haut des Patienten zu verursachen. Dies ist somit praktischer und realitätsnäher, als Testungen im Labor.

Es ist essentiell, die Variabilität von Allergenextrakten zu kontrollieren. Das Ziel dabei ist Konsistenz und Reproduzierbarkeit zu erreichen, und um so eine optimale Sicherheit und Effizenz der Diagnostik in der klinischen Praxis zu ermöglichen (83).

Einleitung

1.1 Vorarbeit dieser Studie

Die Studie „A comparison of in vitro potency between European and Mexican allergen extracts and US (CBER/FDA) reference extracts" von Dr. Larenas-Linnemann und Mitarbeitern war die erste Studie, die einen Vergleich zwischen europäischen, us-amerikanischen und lokalen mexikanischen Produkten herstellte (81).

In dieser Studie wurde durch einen In-vitro-Test (ELISA) nachgewiesen, dass die Referenzsubstanz im Verhältnis zu den anderen getesteten Substanzen die stärkste Potenz aufweist. Die Produkte aus Mexiko und Europa wiesen sogar teilweise weniger als 50% der relativen Wirkstärke im Vergleich zur Referenzsubstanz aus den USA auf (81). Diese Ergebnisse müssen um aussagekräftig zu sein mit anderen In-vitro und In-vivo-Studien vervollständigt werden.

1.2 Immunologische Grundlagen

1.2.1 Allergie und Atopie

Der Begriff der „Allergie" wurde als erstes vom Pädiater und Freiherr Clemens von Pirquet (1874-1929) verwendet, um zwischen nutzbringenden und schädlichen Immunreaktionen zu unterscheiden (20).
Die Allergie wird definiert als eine Hypersensibilitätsreaktion, initiiert von einem immunologischen Mechanismus (70).
Diese Hypersensibilität verursacht objektiv reproduzierbare Symptome oder Zeichen, die durch eine Exposition mit einem definierten Stimulus ausgelöst wurden, dessen Dosis von normalen d. h. nicht sensibilisierten Individuen toleriert wird. Es ist von Bedeutung, dass die hypersensitive Reaktion reproduzierbar ist, in dem Sinne, dass es einen begründeten Beleg gibt, der den Zusammenhang kennzeichnet. Dieser kann aus der Patientengeschichte, einer Untersuchung oder der Prüfung einer Verbindung zwischen den Symptomen und den Umweltfaktoren, denen die Patienten Ihre Symptome zuschreiben, stammen. Weiterhin muss die Hypersensibilität von der Hyperreaktivität unterschieden werden, die eine gesteigerte, normale Antwort auf einen Stimulus darstellt (70).

Einleitung

Diese Erscheinungen können sich an unterschiedlichen Organsystemen und in allen Altersgruppen manifestieren (70).

Der Begriff der Atopie wurde von den Forschern Coka und Cooke im Jahre 1923 geprägt (35). Atopie beschreibt eine persönliche oder familiäre Tendenz IgE-Antikörper als Antwort auf eine niedrige Dosis von Allergenen (gewöhnlich Proteine) zu produzieren und typische Symptome wie Asthma, Rhinokonjunktivitis, Ekzeme und/oder Dermatitis zu entwickeln (70). Atopie ist vererbbar. Das Risiko eines Kindes an einer IgE-vermittelte Allergie zu leiden, liegt bei 40-60%, wenn beide Eltern Atopiker sind. Das Risiko ist immer noch um etwa fünf bis zehn Prozent höher als normal, wenn nur ein Elternteil eine Atopie aufweist (77). Der Ausdruck Atopie oder atopisch wird verwendet um die klinischen Merkmale und Prädisposition zu kennzeichnen. Er sollte nicht angewandt werden, um Krankheiten zu beschreiben (70).

Personen, die nicht zu der Personengruppe der Atopiker gehören, reagieren bei Kontakt mit Allergenen nicht oder mit gemäßigteren Symptomen als Atopiker. Sie bilden bei Allergenkontakt durch TH1-Zellen vermittelt das körpereigene Gewebshormon Interferon-γ. Dadurch werden spezifisches IgG1 und IgG4 getriggert und die Entstehung von IgE gehemmt (54, 74, 111, 123).

1.2.2 Die Reaktionstypen der Allergie

Es werden vier allergische Reaktionstypen hinsichtlich des Auslösers, des Verlaufs und der klinischen Manifestation unterschieden (59)(siehe Abbildung 1).

Einleitung

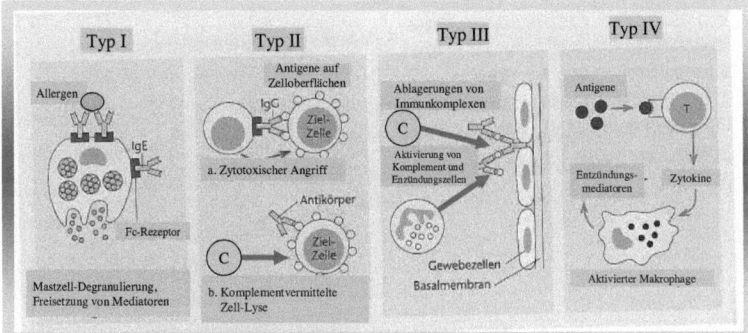

Abbildung 1: Immunreaktionstypen (in Anlehnung an (59))

Typ I, II und III werden durch Antikörper vermittelt und gelten als Frühreaktionen. Der vierte Typ ist gekennzeichnet durch eine zellvermittelte Spätreaktion (107) (siehe Abb. 1).

Neuere Erkenntnisse zeigen jedoch fließende Übergänge und partielle Überlappungen zwischen den Reaktionstypen. Die Unterscheidung von Coombs und Gell zwischen Antikörper und zellvermitteltem Mechanismus legt den Schwerpunkt zu sehr auf die Differenzierung von sich gegenseitig ausschließenden Rollen der Antikörper und der immunkompetenten Zellen. Gegenwärtiges Wissen zeigt jedoch, dass diese Dichotomie nicht mit den Erkenntnissen über die dynamische Immunantwort, die von T-Helferzellen und dendritischen Zellen inszeniert wird und von Effektorzellen der verschiedensten Typen, Antikörper, Chemokinen und Zytokinen vermittelt wird, übereinstimmt (70).

Nach wie vor ist jedoch die in Tabelle 1 gezeigte Einteilung nach Coombs und Gell die am meisten verwendete, die auch heute noch üblich ist und gelehrt wird (60).

Einleitung

Tabelle 1: Allergische Reaktionen (in Anlehnung an (59))

Typ	Bezeichnung	Immunologie	Reaktionszeit	Klinisches Bild
Typ I	Sofortreaktion	IgE-vermittelte Sensibilisierung mit Degranulation von Mastzellen nach Antigenkontakt	Sekunden bis Minuten, evtl. zweite Reaktion nach 4-6 Stunden	Klassische Allergie mit schnellem Reaktionseintritt, z. B. allergisches Asthma, Rhinokojunktivitis, Nahrungsmittel- und Insektengiftallergie, allergische Urtikaria, anaphylaktischer Schock
Typ II	Zytotoxische Reaktion	Hapten löst nach Anhaften an der Zelle eine Zytolyse aus	6-12 Stunden	Agranulozytose, hämolytische Anämie, Transfusionszwischenfälle
Typ III	Immunkomplexreaktion	IgG-vermittelte Immunkomplexreaktion	6-12 Stunden	Serumkrankheit, Vaskulitis allergica, Arthus-Reaktion
Typ IV	Reaktion vom Spättyp	Kontaktekzem; zellvermittelte, verzögert eintretende, lokale Entzündungsreaktion	12-72 Stunden	Tuberkulinreaktion, Kontaktallergie, Transplantatabstoßung

1.2.3 Typ-I-Allergie

Die Sofortreaktion vom Typ I ist der häufigste Allergietyp und zeigt eine genetische Prädisposition (44, 57).

Direkte Hypersensibilisierung oder auch Allergenisierung genannt ist die Grundlage einer allergischen Reaktion. Eine strikte Trennung zwischen Sensibilisierungs- und Auslösephase ist nicht möglich, da auch während einer Allergenreexposition ständig neu sensibilisiert wird und auch für die initiale Allergieentstehung i. d. R. eine längerfristige oder wiederhole Allergenexposition erforderlich ist (113). Es lässt sich jedoch eine Früh- und eine Spätphase im Verlauf unterscheiden.

Einleitung

Der Mechanismus besteht darin, dass Mastzellen Moleküle freisetzen, wenn ein Allergen mit membrangebundenem IgE interagiert, welche dann wiederum die Hypersensibilisierungsreaktion auslösen. Der Komplex von Allergen, IgE und FceRI auf der Oberfläche der Mastzellen triggert eine nicht-toxische, energieabhängige Freisetzung von präformierten, granulaassoziiertem Histamin, Tryptase sowie den membranabgeleiteten Lipid-Mediatoren, Leukotrienen, Prostaglandinen und dem Plättchen-aktivierendem Faktor (44). Auch antigenpräsentierende Zellen sind entscheidend in der Initiierung und der Kontrolle der allergischen Entzündung beteiligt. Dendritische Zellen und kutane Langerhans-Zellen präsentieren den CD4+Th2 Zellen mithilfe des MHC II das Antigen. Überproduktion der stimulierenden Faktoren der Granulozyten und Makrophagen in der Mukosa der Luftwege von Patienten mit Asthma fördern die Antigenpräsentation und steigern die lokale Akkumulation von Makrophagen (67).

Mastzellen produzieren die drei Cysteil Leukotriene C4, D4 und E4, welche die Kontraktion von glatten Muskelzellen, eine Vasodilatation, eine gesteigerte vaskuläre Durchlässigkeit und die Hypersekretion von Schleim verursachen, wenn sie an spezifische Rezeptoren binden. Die Mastzellen und ihre Mediatoren spielen eine kritische Rolle in der Anaphylaxie, bei der Rhinokonjunktivitis und Urtikaria.
Die Rolle speziell des Histamins im chronischem Asthma und Ekzemen ist wahrscheinlich als minimal einzustufen, wie es durch die relative Ineffektivität von Histaminantagonisten bei der Anwendung in der Therapie gezeigt wurde (44).

1.2.3.1   Symptome der Typ-I-Allergie

Bei einer Person mit Atopie, zeigen die Nase, die Haut oder die Luftwege bei der Exposition mit dem Allergen innerhalb von Sekunden bis wenige Minuten in Folge verschiedene Symptome. Die Haut reagiert mit dabei mit Quaddeln und Rötungen, die Nase mit Niesen und Ausfluss, die Luftwege mit einer Verengung der Bronchien. Abhängig von der Menge des Allergens wird diese Frühphase von einer Spätphase-Reaktion gefolgt, welche ihren Höhepunkt sechs bis neun Stunden nach der Exposition erreicht. In der Haut werden diese Spätphase-Reaktionen durch ödematöse, gerötete und leicht verhärteten Schwellungen charakterisiert, in der Nase durch anhaltende

Einleitung

Verstopfung und in der Lunge durch weiteres Keuchen bzw. pfeifende Atemgeräusche (44).

1.2.3.2 Verlauf der Typ-1-Allergie

Die Sofortreaktion wird eingeleitet, indem spezifische, sensibilisierte IgE-Antikörper an hochaffine Rezeptoren der Mastzellen oder basophilen Granulozyten binden. Die wichtigsten dabei für die Induktion der Produktion von IgE sind Interleukin 4 und Interleukin 13. Diese Zytokine initiieren die Transkription der Gene für die Epsilon-Klasse der konstanten Region (*Ce*) der schweren Ketten der Immunglobuline. Die Produktion von IgE benötigt außerdem zwei Transkriptionsfaktoren, Nuklearfaktor kB und STAT-6. Der Nuklearfaktor kB bezieht die kostimulierenden Moleküle CD40 und CD40-Liganden mit ein und STAT-6 wird aktiviert, wenn das Interleukin 4 an die hoch-affine alpha-Kette des Interleukin-4-Rezeptors bindet (37).

Dabei entstehen Vernetzungen zwischen den bindenden IgE-Molekülen, das so genannte „cross-linking" (in der Spätphase und Frühphase vorkommend), welches bereits nach Minuten eine Kaskade enzymatischer Reaktionen auslöst. Besonders wichtig als Mediatoren sind hier Histamin, Leukotriene, Prostaglandine und Tryptase zu nennen, welche im Organismus eine inflammatorische Reaktion bewirken (43, 73).

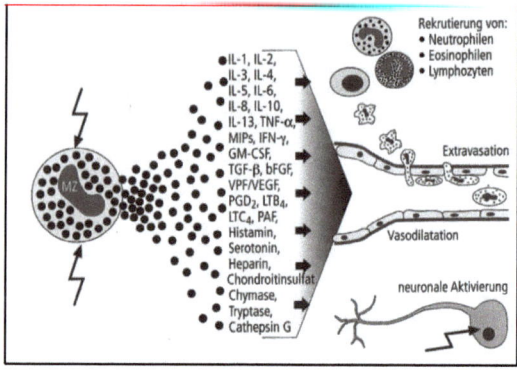

Abbildung 2: Mastzellprodukte und ihre Wirkungen (in Anlehnung an (90))

Einleitung

Die Spätreaktion ist gekennzeichnet durch die angelockten eosinophilen und neutrophilen Granulozyten und im Gegensatz zur Frühreaktion durch das Immunglobulin G vermittelt. Es infiltrieren CD4+ T-Zellen und Basophile zum Einsatzort (123, 130).

In dieser Phase bildet sich sechs bis neun Stunden nach Allergenkontakt durch die Einwanderung von basophilen und eosinophilen Granulozyten ein zellulär vermitteltes entzündliches Infiltrat, das dann langsam abklingt (73). Bei wiederholter oder länger andauernder Allergenexposition schließt sich an die Spätreaktion die dauerhafte allergische Entzündung an, die bei chronischen, allergischen Krankheiten von zentraler, pathogenetischer Bedeutung ist (113).

Einleitung

1.3 Diagnostik

Die Behandlung von allergischen Krankheiten und Reaktionen erfordert zunächst eine genaue Diagnostik sowie die Identifikation des krankheitsauslösenden Allergens. Es gibt eine Reihe von Tests, die bei Kindern und Erwachsenen eine Sensibilisierung gegen ein Allergen feststellen können. Hier soll nur auf die Ermittlung von IgE-vermittelten Sensibilisierungen vom Typ I eingegangen werden.

Für die Ermittlung des Allergens verweisen die allergologischen Fachgesellschaften auf die Durchführung von Hauttests. Bei positivem Befund wird empfohlen, das spezifische IgE bestimmen zu lassen (78). Der Ablauf der klassischen, allergologischen Stufendiagnostik sieht vor, erst die Anamnese zu erheben, dann die Hauttestung, des Weiteren die Laboruntersuchung und anschließend die Provokation durchzuführen. Zu beachten ist, dass erst die Anamnese die Basis und Rechtfertigung für weitere therapeutische Maßnahmen bildet (14). Besonders von Bedeutung bei der Durchführung der Anamnese ist die Klassifikation der klinischen Reaktion, der Schweregrad einer systemischen Sofortreaktion, wenn möglich die Identifizierung des auslösenden Faktors, Begleitmedikationen oder Erkrankungen und die Erfassung eines besonderen Risikos für schwere anaphylaktische Reaktionen, wie z. B. des Asthma bronchiale oder bei kardiovaskulären Vorerkrankungen (106). Aber auch der Erfragung des Lebensqualität bzw. Einschränkungen der Arbeits- oder Lernfähigkeit kommt ein besonderer Wert zu (14).

1.3.1 Hauttest

1.3.1.1 Historie

Das moderne Zeitalter der Hauttests begann 1909 mit Rufus I. Cole der einen Ritz-Test (Skarifizierung) bei einem Patienten mit Buchweizenallergie ausführte und mit Oscar Schloss, der drei Jahre später einen Ritz-Test bei einem Kind durchführte, das an einer Ei-Allergie litt (116, 121). Binnen weniger Jahre wurde der Hauttest dann weltweit in den verschiedenen Kliniken, die sich mit Allergie beschäftigen, angewandt (42).

Einleitung

1.3.1.2 Unterschiede der verschiedenen Hauttestungen

Hauttests haben allgemein einen hohen diagnostischen Wert (Sensitivität und Spezifität) für die Entdeckung von symptomatischer Allergie (29). Im Vergleich zur Bestimmung des spezifischen IgE und des totalen IgEs weisen neuere Studien eine etwas höhere Sensitivität im Vergleich zum SPT bei der Bestimmung des spezifischen IgEs aus (126).

Als Hauttest zur Feststellung einer IgE-vermittelten Sensibilisierung vom Soforttyp werden vor allem der SPT, der Intrakutantest und der Reibtest zur Diagnostik verwendet (17).

Der Reibtest ist jedoch klinisch schwer zu reproduzieren und spielt deswegen eine eher untergeordnete Rolle. Er wird jedoch z. B. in der Diagnostik bei Nahrungsmittelallergien verwendet. Er sollte aber nur durchgeführt werden, wenn In-vitro-Tests nicht zur Verfügung stehen.

Auch der Intrakutantest wird wegen des höheren Risikos allergischer Reaktionen, dem geringeren Angebot von kommerziellen Testlösungen und der häufig unspezifischen Reaktion (geringere Spezifität als der SPT) nur ausnahmsweise durchgeführt, unter anderem bei der Nahrungsmittelallergie mit Mehlen. Er ist außerdem in der Einfachheit der Durchführung dem SPT unterlegen und weist ein höheres Risiko für systemische Reaktionen auf. Er besitzt allerdings eine höhere Sensitivität als der SPT (66).

Aufgrund der zuvor erwähnten Vorteile ist der SPT die am häufigsten empfohlene Methode um IgE-vermittelte Sensibilisierungen für inhalative Allergene festzustellen (64).

Der Hauttest isoliert betrachtet belegt aber nur eindeutig das Vorkommen von Allergen-spezifischen IgE-Antikörpern und nicht notwendigerweise eine klinische Relevanz. Dieser Umstand weist der zuvor bereits erwähnten Anamnese und der klinischen Untersuchung eine essentielle Rolle zu (42, 94). Aktuelle Studien zeigen, dass lediglich ca. 60% der aufgedeckten Sensibilisierungen klinisch relevant werden, wobei die spezifische Rate signifikant vom getesteten Allergen abhängt sowie von dem Land, in der der SPT ausgeführt wurde (64).

Im Gegensatz dazu besitzt ein nicht-positiver SPT einen hervorragenden negativen Vorhersagewert, um die Anwesenheit einer IgE-vermittelten Reaktion auszuschließen (64).

Einleitung

1.3.1.3 Der „Skin Prick-Test"

Heutzutage ist der SPT die Standard-Methode um IgE-vermittelte Sensibilisierungen gegen inhalative Allergene festzustellen, aber auch gegen Gifte (z. B. Bienengift), Lebensmittel und Latex (64, 66, 110). Die Indikation für die Durchführung dieses Tests ist die Klärung der Frage, ob eine IgE-vermittelte Sensibilisierung gegen ein bestimmtes Allergen oder Allergengemisch vorhanden ist. Die verwendete Testlösung darf den Patienten nicht gefährden, muss aber eine ausreichend hohe Konzentration der in Frage kommenden Allergene aufweisen und darf nicht zu unspezifischen (irritativen, toxischen) Hautreaktionen führen (17).

Die hohe Relevanz des SPT ergibt sich aus seiner relativ einfachen, raschen und kostengünstigen Durchführbarkeit, seinem geringen Gefährdungspotenzial sowie seiner relativ guten Reproduzierbarkeit und hohen Zuverlässigkeit bei der Verwendung geeigneter Testlösungen (17, 64). Nachteile sind jedoch die, wenn auch selten vorkommenden systemisch allergischen Reaktionen. Darüber hinaus besteht i. d. R. ein geringer Automatisierungsgrad und es ist auch als nachteilig zu betrachten, dass eine normale Hautreaktivität vorausgesetzt werden muss, um ein aussagekräftiges Resultat zu erzielen. Überdies besteht die Notwendigkeit den Test direkt am Patienten durchzuführen. Bei Patienten mit erhöhtem Risiko muss der Test sogar in stationärer Betreuung bis zum Folgetag der Untersuchung durchgeführt werden (17, 106). Des Weiteren kann der SPT die allergische Reaktion triggern und sollte auch aus diesem Grund nur vom medizinisch ausgebildetem Personal mit Erfahrung im Ablauf und Interpretation der Testergebnisse durchgeführt werden (110).

Die Methode des SPT, die weltweit verwendet wird, wurde in Ihren Grundzügen das erste Mal 1975 beschrieben (65). Es existiert jedoch bis heute kein allgemein anerkanntes Standard Protokoll über die Durchführung des SPT (64). Nach wie vor wird der SPT in Europa nach der in den Nordic Guidelines beschriebenen Methode als geeignet angesehen, wissenschaftliche Fragestellungen methodisch zu untersuchen wie z. B. die Analyse von Allergenen und ihrer biologischen Potenz (51, 95). Beim Vergleich von Studienergebnissen sollte aber beachtet werden, dass die angewandten Verfahren in Europa variieren, wie eine Studie in 29 europäischen Zentren zeigen konnte (63).

Einleitung

Der SPT wird zumeist durchgeführt, indem ein kleiner Tropfen jeder Test-Lösung in verschiedenen Konzentrationen im Zentrum des Testfeldes auf der volaren Unterseite des Arms oder dem Rücken des Patienten platziert wird (110). Für jedes Allergen wird eine neue Lanzette verwendet und der Anwender drückt diese für eine Sekunde in einem 90° Winkel gegen die oberflächliche Hautschicht im Zentrum des Allergentropfens (91). Die Testlösungen gelangen so in die oberste Hautschicht. Es ist wichtig zu verhindern, dass die verwendeten Lösungen Kreuz-Kontamination verursachen. Nach ca. 15 - 20 Minuten werden die Ergebnisse abgelesen. Dabei wird in der Praxis häufig der größte und der senkrecht dazu stehende Durchmesser der verursachten Quaddeln addiert und durch zwei geteilt und als Resultat verwendet (64).

Die Größe der Quaddel kann aber auch in Quadratmillimeter ausgedrückt werden, absolut oder in Relation zu einer Testsubstanz, wie zum Beispiel Histamin (9).

Ein SPT wird gewöhnlich als positiv betrachtet, wenn der errechnete Wert gleich oder mehr als drei Millimeter im Durchmesser der Quaddel beträgt (64). Es gibt aber hier viele verschiedene konträre Ansichten, wie es z. B. im beschriebenen Testverfahren von Pepys zum Ausdruck kommt, der bei seinen Studien 1 mm als Grenze ansah. Auch bei der Angabe in Quadratmillimetern variieren die Werte mitunter in einem Bereich von 1 mm^2 (65) bis 7 mm^2 (91).

Histamin wird oft als Positivkontrolle aufgetragen und die Negativkontrolle wird mit physiologischer Kochsalzlösung durchgeführt, um einen Vergleich mit den durch die Allergenlösung verursachten Hautreaktionen zu erhalten (91).

Das Prinzip des Hauttest besteht darin, dass durch die Kreuzvernetzung von den Mastzellen, die durch das Allergen mobilisiert werden, es zur Freisetzung von vielen verschiedenen Mediatoren aus der Mastzelle kommt (siehe Abb. 3). Von diesen ist für die Auslösung der Testreaktion Histamin der bedeutsamste Faktor (43, 109). Histamin löst innerhalb weniger Minuten eine Vasodilatation und eine Plasmaextravasation (Ödem, Quaddel) aus. Um diese herum bildet sich dann aufgrund eines nervalen Reflexes ein Erythem (Reflexerythem)(17).

Einleitung

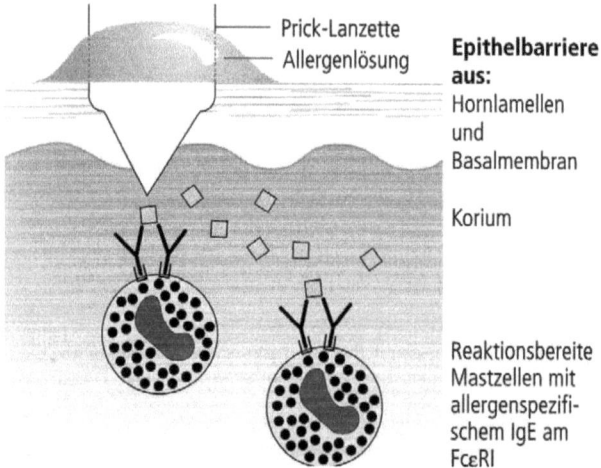

Abbildung 3: Pricktest (in Anlehnung an (17))

1.3.2 Serologische Testverfahren

Die allergiespezifischen Laboruntersuchungen sind ein obligater Bestandteil der allergologischen Diagnostik. Sie bieten den Vorteil, dass sie im Gegensatz zu klinischen Testverfahren eine genaue Kontrolle der Sensitivität und Spezifität zulassen sowie der Korrektheit und Präzision der Ergebnisse (75).

1.3.2.1 Bestimmung des Gesamt-IgE

Zur klassischen allergologischen Diagnostik gehört wie bereits erwähnt die Bestimmung des IgEs. Das Gesamt-IgE wird vor allem im Zusammenhang mit dem spezifischen IgE untersucht, um als Hinweis auf eine atopische Disposition zu dienen, bzw. um den spezifischen IgE-Titer zu beurteilen. Das Gesamt-IgE kann jedoch eine spezifische Sensibilisierung nie ausschließen oder bestätigen (13-14, 32, 108).

Auch zum „Atopie-Screening" ist die Bestimmung des Gesamt-IgE nur eingeschränkt förderlich. Zu beachten ist, dass das Gesamt-IgE alterabhängig interpretiert werden sollte aber ebenfalls atopische nicht von nicht-atopischen Patienten unterscheiden kann, da darüber hinaus auch parasitäre Erkrankungen, seltene Systemerkrankungen, Infektionskrankheiten und Immundefekten aber der Genuss von Nikotin oder Alkohol

Einleitung

den Gesamtspiegel beeinflussen können (13-14, 92, 129).

Das Gesamt-IgE kann im Serum, im Plasma oder in Sekreten mit der Nephelometrie, mit Immunoassays mit kompetitiven oder immunometrischen Verfahren und Anwendung eines Enzym-, Fluoreszenz-, Lumineszenz- oder radioaktiv markierten Anti-IgE-Reaktionspartners untersucht werden (108).

1.3.2.2 Bestimmung des Spezifischen IgE

Bei der Bestimmung des spezifischen IgEs (sIgE) werden primäre, und sekundäre Indikationen unterschieden. Mit primären Indikationen sind Umstände gemeint, die die Bestimmung des sIgE vor anderen diagnostischen Maßnahmen erforderlich machen, mit sekundären die häufigere Konstellation, die Ermittlung des sIgE im Anschluss an andere diagnostische Verfahren (13). Primäre Indikationen liegen vor allem dann vor, wenn die Hauttestungen schwierig durchzuführen sind. Das trifft z. B. bei Kleinkindern, der gleichzeitigen Einnahme von Antihistaminika, beim Vorliegen ausgedehnter Hautkrankheiten, aber auch bei der Testung von Allergenen, die für die Hauttestung nicht verfügbar sind sowie bei einer möglichen Gefährdung des Patienten durch die Testung zu (13, 110).

Der sekundäre Nachweis von sIgE wird als zusätzlicher Beitrag bei einer Diskrepanz zwischen Hauttest und Anamnese oder bei weiteren klinisch ausgewählten Fragestellungen zur zusätzlichen Abschätzung des Sensibilisierungsgrades angewendet. Ansonsten wird der sekundäre Nachweis auch als weitere Maßnahme zur Vorbereitung für die Provokation oder die spezifische Immuntherapie verwendet (13).

Es ist eine Reihe von Methoden zur Bestimmung des spezifischen IgEs vorhanden, die jedoch bezüglich des Prinzips homolog sind. Die Grundlage dieser Methode ist die Kopplung spezifischer Allergenextrakte und teils verfügbarer rekombinanter Allergene an eine feste Phase oder deren Einsatz als Flüssigallergene, an welche die Immunglobuline mit entsprechender Spezifität nach Inkubation binden (23). Nach Beseitigung der ungebundenen Immunglobuline werden im Anschluss in einem Inkubationsschritt radioaktiv, mit Fluoreszenz markierte oder enzymgekoppelte Anti-IgE-Antikörper hinzugefügt. Der Nachweis erfolgt dann entweder durch direkte Bestimmung der Radioaktivität und Fluoreszenzaktivität oder nach Zusatz eines Substrats durch die Messung der enzymatisch eingeleiteten Farbreaktion. Die

Einleitung

Quantifizierung erfolgt durch eine auf bekannte sIgE-Mengen bezogenen Eichkurve (13). Die verschiedenen verwendeten Systeme sind jedoch nicht miteinander vergleichbar, da die Reagenzien, die Allergenzusammensetzungen und der technische Aufbau der Bestimmungsmethoden erheblich voneinander abweichen. In vielen Studien wird der seit längerem verfügbare und am meisten in der Praxis Anwendung findende „RAST" (Radio-Allergen-Sorbent-Test) als semiqualitatives Verfahren und dessen Weiterentwicklung, das „CAP-System" (capsulated hydrophilic carrier polymer-system) als quantitatives Verfahren verwendet, da bei diesen beiden Methoden der größte Erfahrungshorizont existiert (5, 55, 87, 110). Beim RAST-Test werden die Antikörper mittels radioaktiver Marker bestimmt, wohingegen das CAP-System mit Allergenen arbeitet, die an schwammartige Scheiben gebunden sowie mit Serum inkubiert sind und mittels enzymmarkierter Antikörper das and diese gebundene IgE nachweist (39).

Diese beiden Techniken sind jedoch nicht mit einem Standardverfahren gleichzusetzen, da die Variablen der In-vitro-sIgE-Bestimmung mit in diese Systeme eingehen (13). Erst die Nutzbarkeit eines Systems mit internationalen und nationalen Standards mit entsprechenden Reagenzien zur Erstellung von einheitlichen Standardkurven würde einen Vergleich der zur Verfügung stehenden Methoden ermöglichen (108).

1.4 Allergene

Die Natur der Allergene ist sehr komplex und eine Strukturanalyse allein klärt nicht, was genau ein Protein zu einem Allergen macht (8, 30).

Aktuelles Wissen lässt darauf schließen, dass es mehr als einen Faktor gibt, der zu einer erfolgreichen Induktion einer IgE-Antwort führt (103).

Das Grundprinzip des Auslösens einer Immunantwort aber besteht darin, dass Proteine als Antigene fungieren und mit spezifischen IgE-Antikörpern reagieren (28).

Aber auch körpereigene Proteine können durch die Bindung von Haptenen (kleinmolekulare Fremdstoffe) als Allergen wirksam werden (58).

Einleitung

1.4.1 Einteilung/Struktur

Die Mehrheit der Allergene kann in einzelne, große Gruppen eingeteilt werden, basierend auf deren demonstrierbaren, biologischen Aktivität oder deren signifikanter Homologie mit Proteinen bekannter Funktion (61).

Die Allergene wirken im menschlichen Körper als hydrolytische oder nicht-hydrolytische Enzyme, als Enzyminhibitoren, als Transport- oder als Regulatorproteine (61). Sie müssen als Protein oder Glykoprotein mindestens ein Molekulargewicht von zehn Kilodalton aufweisen, um eine Immunantwort auslösen zu können. Zudem ist es Vorraussetzung, dass sie über mindestens zwei Epitope für das IgE verfügen, um über Fcε-Rezeptoren gebundenes IgE auf basophilen Granulozyten oder Mastzellen verbinden zu können. Diese Verbindung gilt als Signal, Mediatoren wie Histamin oder Leukotriene freizusetzen, die dann das Krankheitsbild der Typ I-Allergie hervorrufen (18).

Die Allergene werden in Minor- und Majorallergene unterteilt. Generell wird dabei unterschieden, ob mehr oder weniger als die Hälfte der sensibilisierten Patienten ein spezifisches IgE von gleich oder mehr als zehn Prozent aufweisen. Bei einem Anteil von mehr als 50% der Patienten handelt es sich um ein Major, bei weniger um ein Minorallergen (76).

Die häufigsten Majorallergene der westlichen Welt, die klinische Beschwerden auslösen, sind der p 1 und der p 2 der Hausstaubmilbe (Dermatophagoides pteronyssinsus), Fel d 1 der Katze (Felis domesticus), und verschiedene Baumallergene (73).

In einer weiteren europäischen Studie mit 26 europäischen Zentren und über 700 Patienten wurde das spezifische IgE der Probanden bestimmt. Dabei wurde entdeckt, dass das häufigste Allergen, auf das die Atopiker reagieren mit 52% die Graspollen sind. Danach folgen mit 49% die Hausstaubmilben und auf Platz drei die Baumpollen mit 33% (16).

Einleitung

1.4.2 Die Hausstaubmilbe

Hausstaubmilben machen einen großen Teil der Hausstauballergene aus und gehören zur Familie der Pyroglyphidae in der Unterklasse Acare, Klasse der Arachnid Pyhlum der Arthropoden (102, 122).
Dermatophagoides pteronyssinus gehört zu den wichtigsten Arten dieser Gliederfüßler (102). Sie ernähren sich von menschlichen Hautschuppen, welche sich in großen Mengen in Matratzen, Bettbezügen, Kissen, Teppichen, bezogenen Möbeln oder Spielzeug befinden (12, 40, 97-98). Am besten gedeihen sie unter heißen und feuchten Bedingungen (über 20° und 80% relative Feuchtigkeit) (84).

Die Prävalenz der Sensibilisierung auf Milben ist deshalb in der allgemeinen Bevölkerung höher in feuchten als in trockenen Regionen.
Die meisten Patienten haben aus diesem Grund das ganze Jahr über Symptome, es kommt jedoch in besonders feuchten Perioden oftmals zu einer Verschlimmerung der Symptomatik (34).

1.5 Allergenlösungen

Unter einem Allergenextrakt bzw. -lösung ist jedes medizinische Produkt zu verstehen, dessen Anwendung zum Ziel hat, eine spezifische, erworbene Veränderung in der immunologischen Antwort auf einen allergenisierenden Stoff zu identifizieren oder zu induzieren (3).

„Allergoide" ist eine Bezeichnung, die benutzt wird um natürliche Allergenprodukte zu beschreiben, die mit Aldehyden modifiziert wurden, um ihre Allergenität und damit die unerwünschten Wirkungen zu dezimieren und Ihre Sicherheit zu erhöhen. Einige dieser Allergoide sind kommerziell in Europa erhältlich und haben bereits erfolgreich klinische Ergebnisse erbracht (36).
Zu den medizinischen Produkten werden nicht nur die Allergensubstanzen für den therapeutischen Gebrauch gezählt, sondern auch die für Diagnose von allergischen Erkrankungen verwendeten Allergenextrakte (z. B. die verwendeten Lösungen beim SPT), da auch diese am Menschen direkt angewendet werden und somit ein

Einleitung

Genehmigungsverfahren durchlaufen müssen. Anders ist die Sachlage bei serologischen Testverfahren, da sie nicht in Kontakt mit dem Patienten kommen. Sie durchlaufen eine divergente Genehmigungsprozedur (41).

1.6 Wirkstärke der Allergenprodukte

Heutzutage bezieht sich die Potenz der Allergenprodukte nicht mehr auf das Molekulargewicht der Proteine, da diese kaum mit der biologischen Aktivität der Allergenpräparate korreliert. Es wird zurzeit eine Kombination zwischen In-vitro- und In-vivo-Methoden verwendet, um eine Konzentrationsangabe zu erzielen. Die WHO schlägt hierbei die Einheit „international unit" (IU) zur Anwendung im therapeutischen und diagnostischen Bereich vor (27).

Eine geschätzte biologische Wirkstärke sollte auf der Kombination von Majorallergeninhalt und der Protein-Beschreibung basieren. International ist die Einheit Mikrogramm der Majorallergene der am meisten anerkannte Weg um die Stärke eines Allergenextrakts auszudrücken, da es den Anschein hat, als korreliere es gut mit der gesamten biologischen Wirkstärke eines Allergens (24, 49, 86). In der Praxis existiert aber keine einheitliche Ausdrucksweise um die Wirkstärke eines Allergens anzugeben.

Es gibt zwei verschiedene Systeme der biologischen Standardisierung, die in den Vereinigten Staaten (125) und in Skandinavien entwickelt wurden (91). Obwohl beide Systeme auf der quantitativen Auswertung von Hauttest basieren, gibt es entscheidende Unterschiede.

Die US-Methode verwendet den Intrakutantest bei 15 hoch sensibilisierten Individuen und eine dreifache Verdünnungsserie des Allergenextrakts. Der längste und der orthogonal zum Mittelpunkt stehende Durchmesser werden gemessen und addiert, resultierend in der „Summe der Erythemen" in Millimeter. Diese Werte für die verschiedenen Verdünnungsstufen werden graphisch dargestellt und die Verdünnung wird berechnet, die eine „Summe der Erythemen" von 50 mm (D_{50}) erzeugen würde. Eine D_{50} von 14 ist willkürlich ausgezeichnet als 100.000 bioäquivalente Allergeneinheiten (BAU) pro Milliliter und die Wirkstärke des Allergens einer unbekannten Materialprobe kann berechnet werden, indem man die Formel BAU/ml = 100.000 x $3^{(D_{50} - 14)}$) verwendet (125).

Einleitung

Im Unterschied dazu beschreiben die Nordischen Methoden den SPT an 20 hoch und moderat sensibilisierten Patienten. Die Quaddelgröße wird gemessen, indem Histamin in einer Konzentration von 10mg/ml als Referenz verwendet wird, und ein Allergenextrakt, dass dieselbe Quaddelgröße erreicht, wird bestimmt als 10.000 biologische Einheiten (BU) (91).

In Europa verwenden die meisten Hersteller diese Einheit. Die Mehrzahl allerdings hat jedoch eine eigene Referenzsubstanz und gibt eine so genannte „In-House Reference" an.
Der europäischer Hersteller HAL-Allergy in der einzige bekannte Fabrikant, der seine Produkte in der gleichen Art und Weise wie in den USA üblich standardisiert (114).

1.7 Vergleich von Allergenprodukten

Die Allergenaktivität von auf dem Markt befindlichen Allergenlösungen ist nicht nur aus wissenschaftlich immunologischer Sicht von Interesse, sondern hat auch entscheidende Bedeutung für die Verwendung in der Praxis als Diagnose- oder Therapiepräparat.

Allergenextrakte, die in den USA erhältlich sind unterscheiden sich erheblich von solchen in anderen Teilen der Welt (26).
Mehrere Einrichtungen wie die WHO aber auch Institutionen auf europäischer Ebene wie das CREATE Projekt versuchen durch Referenzsubstanzen eine bessere Vergleichbarkeit, Reproduzierbarkeit und Transparenz zu erreichen und international gültige Einheiten zu definieren. Basierend auf einer einheitlichen Nomenklatur sollen Referenzsubstanzen eingeführt werden, die über eine reproduzierbare Zusammensetzung verfügen (2).
Das CREATE Projekt macht dabei stetig Fortschritte bei der Vereinheitlichung von In-vitro-Methoden (2, 56, 128).
Das CREATE Forschungsprojekt wurde zwischen 2001 und 2005 durchgeführt und bestand aus der Zusammenarbeit von neun Forschungslaboratorien, sechs Allergenherstellern, elf klinischen Forschern und zwei biotechnischen Firmen aus neun unterschiedlichen Ländern der Europäischen Union.

Einleitung

Die zentralen Ziele des Projekts waren zertifizierte Referenzsubstanzen aus gereinigten natürlichen oder rekombinanten Allergenen zu entwickeln und ELISAs für das Messen von Majorallergenen zu validieren (128). Das Projekt entwickelte einige Kriterien, die beachtet werden sollten, um Referenzmaterialien zu entwickeln. Zunächst sollten diese rekombinant sein, da natürliche Produkte aus Isoallergenen oder Isoformen bestehen und ihre Komposition natürlichen Variationen unterliegt. Im Gegensatz dazu kann der Proteingehalt der rekombinanten Allergene exakt abgestimmt werden. Zudem sollten die Antikörper, die für ELISAs genutzt werden monoklonal sein, welches ein unbegrenztes Angebot von Immunreagenten in beständiger Qualität sichert. Eine umfassende Erkennung von Isoformen wurde als weiteres Kriterium identifiziert.

So weit hat das CREATE Projekt zwei sehr viel versprechende ELISAs für rBet v 1 and rPhl p 5a geliefert. Diese gereinigten rekombinanten Allergene sind damit die ersten Kandidaten für biologische Referenzpräparate gewesen und müssen weiter in ELISA-Ringversuchen evaluiert werden.
Es existieren seither lediglich Referenz-Moleküle für Birke (rBet v 1), Timothygras (rPhl p5a), Olivenpolle (Ole e 1) und Hausstaubmilbe (rDer p 2) (128).

Bislang ist eine praktische Umsetzung der Vereinheitlichung nicht erreicht. Instabile Allergene und das Fehlen standardisierter Extrakte komplizieren das diagnostische Vorgehen bei Hauttestungen und Immuntherapien in Europa und weltweit (19, 128). Zu diesem Schluss kamen in einer aktuellen Studie auch Pagani und Mitarbeiter, als sie in einer prospektiven Studie innerhalb Europas die erhältlichen Allergenprodukte miteinander verglichen (96).
Auch in den USA hat das "Center for Biologics Evaluation and Research" (CBER) der FDA die Aufgabe, für mehr Gleichheit zwischen den Allergenlösungen zu sorgen, indem es einen Referenztest und Substanzen herstellt, die die Qualität der kommerziell erhältlichen Extrakte sichern sollen. Vor der Abgabe von den standardisierten Allergenextrakten, werden diese mit der US-Referenzsubstanz verglichen um die Wirkstärke zu ermitteln. Bislang sind in den USA 19 solcher standardisierter Allergenprodukte erhältlich (118). Diese Problematik wurde als Teil des Positionspapiers der Amerikanischen Akademie der Allergie, Asthma und klinischen Immunologie (AAAAI) vorgestellt (6).

2. Rationale und Ziele

Die aktuell bestehenden Unterschiede in der Angabe der Einheiten, der Herstellung und Testung von Allergenextrakten macht einen direkten Vergleich zwischen europäischen, mexikanischen und Extrakten aus den USA nicht möglich.

Mit dem Ziel diesen Vergleich anzustellen und dazu ein adäquates Verfahren zu entwickeln wurde die im Folgenden beschriebene Studie initiiert.

Es soll die biologische Aktivität des Allergens der Hausstaubmilbe „Dermatophagoides pterynissinus" von drei europäischen Herstellern und zwei mexikanischen Herstellern gegen die Referenzsubstanz von der FDA aus den USA mittels des SPT untersucht werden.

Hierzu wurde ein computergestütztes Verfahren zur objektiven und reproduzierbaren Messung von Hauttest entwickelt. Das verwendete computergestützte Verfahren sollte einfach anwendbar und gut reproduzierbar sein.

Die Hautmessungen sollten durch den SPT am Patienten ermöglicht werden, der die biologische Aktivität der Allergenlösung Hausstaubmilbe aus den unterschiedlichen Ländern und den verschiedenen Herstellern in vivo mit der Referenzsubstanz misst, um sie so miteinander vergleichen zu können. Zudem sollte durch das verwendete Verfahren das Allergenextrakt mit der höchsten Wirkstärke identifiziert werden.

Es könnte mit Hilfe der Methodik ein Umrechnungsfaktor auf dem europäischen und amerikanischen Markt ermittelt werden, der für eine bessere Vergleichbarkeit von Studienergebnissen sorgt und zudem auch die veröffentlichten Zahlen der Allergieforschung differenzierter betrachten lässt.

3. Material und Methoden

3.1 Ziel der Studie

Ziel der vorliegenden Studie ist es, die Wirkstärke der Allergenextrakte der verschiedenen Hersteller aus verschiedenen Ländern miteinander zu vergleichen, indem man Sie in Bezug zu einer Referenzsubstanz setzt. Es ist weiterhin Absicht der Studie, die Substanz mit der höchsten Wirkstärke zu identifizieren. Der SPT wird als klinische Methode verwendet, um die biologische Aktivität der Allergenlösungen zu messen.

Gestützt auf dieses Verfahren soll als Primärintention eine kostengünstige Methodik entwickelt werden, die es erlaubt den SPT automatisiert zu analysieren, um somit eine gute Reproduzierbarkeit und Vergleichbarkeit zu erlangen.

3.2 Studiendesign

3.2.1 Art der Studie

Die vorliegende Studie ist eine monozentrische, randomisierte Doppelblindstudie bei Patienten mit klinischen Symptomen, die mit einer Allergie gegen die Hausstaubmilbe kompatibel sind.

3.2.2 Studienplanung

Im Gespräch mit der in Mexiko lebenden Dr. Désirée Larenas-Linnemann wurde die Problematik erörtert, dass die Aussagekraft eines in Europa bzw. Deutschland oder in Mexiko durchgeführten SPT stark von der Wahl der Diagnoselösungen abhinge. Die Tatsache, dass in Mexiko auch u. a. Präparate aus den USA verwendet werden beeinflusst diese Situation zusätzlich. Es wurde daraufhin vermutet, dass die Ergebnisse eines SPT beim gleichen Patienten sehr unterschiedlich ausfallen würden, je nachdem, welche Diagnoselösung verwendet würde. Des Weiteren wurde darüber debattiert, dass es von großem wissenschaftlichen Interesse sein könnte, die unterschiedlichen verwendeten Präparate in den USA, Mexiko und auch in Europa miteinander zu

Material und Methoden

vergleichen, um somit die subjektiven Eindrücke zu objektivieren. Darüber hinaus wurde sich mit der Thematik auseinandergesetzt, dass es keine internationalen Standards für Diagnoselösungen existieren und dass es dazu nötig wäre, eine einheitlich anzuwendende Methodik zu entwickeln, um diese Standardisierung voranzutreiben.

Aufgrund dessen wurde das Design dieser Studie in Zusammenarbeit mit Dr. Larenas-Linnemann entwickelt, und die Methodik, die verwendet werden sollte in Vorversuchen validiert.

Im Institut für medizinische Statistik, Informatik und Epidemiologie wurde im Jahr 2006 bereits eine Methodik entwickelt, die verschiedene Lösungen für die sublinguale Immuntherapie mittels des SPT untersucht und verglichen hat. Die Ergebnisse dieser Arbeit waren sehr vielversprechend (93) und so wurde in Rücksprache mit Dr. Larenas-Linnemann entschieden, die Vergleiche der verschiedenen Diagnoselösungen auch mittels des SPT durchzuführen. Die klinische Durchführung der Studie wurde in Mexiko realisiert, da in Deutschland die in Mexiko verwendeten Lösungen nicht am Patienten angewendet werden durften, aber keine entsprechenden Regelungen gegen die Anwendung von europäischen Lösungen in Mexiko sprach.

Die Methodik wurde an das validierte Verfahren von Mösges und Mitarbeitern angelehnt und weiterentwickelt (93).

Nachdem die zu verwendende Methodik der Studie feststand, wurde das komplette Design der Studie geplant. Im Institut für medizinische Statistik, Informatik und Epidemiologie wurde im Anschluss daran das Fallberichtsheft entworfen. In Kooperation mit Dr. Larenas-Linnemann sind folgend die Anleitung zur Ausführung der Studie und der Prüfplan der Studie entstanden.

3.2.3 Studienablauf

Die Planung und Vorarbeiten der Studie wie z. B. das Rekrutieren der Patienten, das Verfassen des Studienprotokolls, die Regelung der Finanzierung und die Auswahl des Zentrums fand von September 2006 bis zum Beginn des SPT statt.

Der SPT wurde von Juli 2007 bis September 2007 im Studienzentrum in Mexiko „Centro Médico nacional, Siglo XXI, Mexico City, Mexiko" unter der klinischen Leitung von Dr. Désirée Larenas-Linnemann durchgeführt. Die Fallberichshefte mit den

Material und Methoden

übertragenen Hautreaktionen wurden im Anschluss daran an das Institut für medizinische Statistik, Informatik und Epidemiologie (IMSIE) geschickt. Im Arbeitsbereich medizinische Informatik fand die Digitalisierung, Dateneingabe und statistische Analyse statt.

3.2.4 Allergenextrakte/Prüfsubstanzen

Die in dieser Studie verglichenen Allergenextrakte sind diagnostische SPT-Extrakte des Allergens der Hausstaubmilbe *Dermatophagoides pteronyssinus (HDM)* von drei europäischen (Mitglieder der European Allergen Manufacturers Group), zwei mexikanischen und einem us-amerikanischen Herstellern (siehe Tab. 2).

Dabei wurden nur solche europäische Diagnoselösungen verwendet, die für die Verwendung an Menschen im Staat Mexiko zugelassen waren.

Material und Methoden

Tabelle 2: Allergenextrakte

Name des Präparats	firmeninterne Einheit	Firma	Stadt	Herstellerland	Name in der Studie
Diagnostic extract	100-HEP/mL	Laboratories Leti	Barcelona	Spain	
Diagnostic extract	Units of biological equivalents per milliter	IPI-ASAC	Alicante	Spain	
Soloprick	30-HEP/mL	ALK-Abelló	Madrid	Spain	
					Eur1-3
Diagnostic extract	1:20 wt/vol	Alerquim	Mexiko City	Mexiko	Mex1
Diagnostic extract	1:20 vol/vol	Rocel	Puebla	Mexiko	Mex2
					Mex1,2
Diagnostic extract	10,000 AU/mL	Greer Laboratories Inc	Lenoir	North Carolina	
					Referenzsubstanz
Histamin	1:400	Alerquim	Mexiko City	Mexiko	Positiv Kontrolle
Glycerin	50%				Negativ Kontrolle

3.2.5 Patientenauswahl

Insgesamt wurden 23 Patienten die an einer allergischen Rhinitis und mildem Asthma aufgrund einer Hausstauballergie litten selektiert. Alle Probanden wurden vorausgewählt von der ambulanten Klinik des „Centro Médico Siglo XXI" in Mexico City, Mexico.

Voraussetzung für den Einschluss der Studie war unter anderem das Vorhandensein von allergischen rhinitischen Beschwerden unter der Exposition von HDM mit einer

Material und Methoden

Verschlimmerung der Beschwerden während der Milben-Saison (etwa von Juli bis Dezember) in Mexiko (101).

Allergische Rhinitis (AR) ist der allgemeine Ausdruck für saisonale allergische Rhinitis und perinnale Rhinitis. Sie ist mit weiteren Komorbiditäten wie Asthma bronchiale verbunden (100). Die saisonale allergische Rhinitis wird normalerweise unter der Exposition von verschieden Typen von Pollen von Bäumen, Milben und Gräsern oder auch von Schimmelpilzsporen verstärkt. Die Hauptsymptome sind Niesen, Rhinorrhö, nasale Obstruktion und nasaler oder pharyngealer Pruritus (71).

In dieser Studie wurden nur Patienten mit einer saisonalen allergischen Rhinitis eingeschlossen, d. h. Patienten, deren Beschwerden sich unter Exposition des Allergens verstärken.

Als Einschlusskriterium wurden Patienten jeden Geschlechts im Alter von 18 bis 55 Jahren definiert. Diese mussten eine positive klinische Anamnese und eine positive Hautreaktion in einem Routine-Skin-Prick-Test vorweisen. Als obligate Negativ-Kontrolle galt eine Reaktion von $\leq$ 3 mm, die Positiv-Kontrolle musste mehr oder gleich 4 mm betragen. Medikamente, die mit einer Reaktivität der Haut korrelierten, insbesondere Antihistaminika mussten abgesetzt werden. Vor Beginn der Studie musste eine Einverständniserklärung vom Patienten unterschrieben werden.

Zum Ausschluss aus der Studie führte das Vorliegen einer Schwangerschaft, die Einnahme von Psychopharmaka eines Patienten oder eine Hyperreaktivität der Haut, festgestellt mittels der Negativ-Kontrolle im SPT ($\geq$ 3mm).

Weiterhin wurde die HDM-Allergie mit einer positiven Reaktion auf *Dermatophagoides pteronyssinus* während eines Routine SPT mit einem Basis-Panel mit 18 Allergenen getestet. Somit lag eine bestätigte Sensibilisierung vor.

Bei der Auswertung der Studie wurden im Nachhinein Patienten ausgeschlossen, die eine positive Reaktion auf den Trägerstoff von $\geq$ 5 Quadratmillimeter aufwiesen. Es

Material und Methoden

wurden weiterhin ausschließlich Patienten eingeschlossen, die eine Quaddel von $\leq$ 5 Quadratmillimeter als Reaktion auf das Histamin aufwiesen.

Von vielen Studien wurden 3 mm im Durchmesser der Quaddel als positive Hautreaktion gewertet. Dreborg und Mitarbeiter sehen eine Quaddel von 2-3 mm² möglicherweise nur durch das Pricken der Haut induziert (46). Es zeigte sich zudem in umfangreichen Untersuchungen (6340 Dosis-Wirkungs-Beziehungen), dass die Standardabweichung der Varianzheterogenität bei Hautreaktionen zwischen 3,1 mm² und 86,6 mm² ziemlich konstant bleibt (68). Somit konnte mit der Wahl von 5 mm² als Ausschlusskriterium davon ausgegangen werden, dass die Varianzheterogenität im Durchschnitt nicht die Relation der Hautreaktionen beeinflusst und zudem die Hautreaktion nicht allein durch die Verletzung der Haut induziert wurde (siehe Tabelle A5a-t im Anhang).

3.3 Durchführung

3.3.1 „Skin Prick Test"

Bei dieser Studie wurde der SPT gewählt um die biologische Aktivität verschiedener Allergene zu vergleichen. Dieser Test wurde nach den Vorgaben der „Nordic Guidelines" durchgeführt (91). Statt auf dem Unterarm wie ursprünglich angedacht, wurde aufgrund der Vielzahl der aufzutragenden Prüfsubstanzen der Rücken als Auftragungsort gewählt.

Jede Prüfsubstanz wurde konzentriert und in einer Verdünnung 1:2 und 1:4 doppelt pro Visite aufgetragen. Es fanden jeweils pro Patient zwei Visiten statt. Dabei betrug der Abstand 15 $\pm$7 Tage. Die biologische Aktivität jeder Allergenlösung wurde bestimmt, indem die durch den SPT induzierte Quaddel 20 Minuten nach der Punktion nachgezeichnet wurde. Transparentes Klebeband wurde benutzt, um die Messung in das Fallberichtsheft (CRF siehe Abbildung A3a-gAnhang) zu übertragen (siehe Abbildung 4).

Material und Methoden

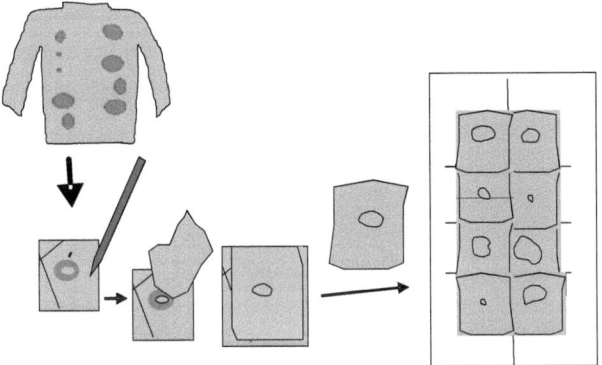

Abbildung 4: Übertragung der Hautreaktionen

Alle Extrakte wurden mit einer „auto-click lancet" vom selben medizinisch-technischen Assistent in der konzentrierten Form und in einer Verdünnung 1:2 und 1:4 zweifach aufgetragen. Somit wurden alle getesteten Extrakte und deren Verdünnungen insgesamt bei den zwei Visiten vierfach aufgetragen, in Übereinstimmung mit den Nordic Guidelines, wie es in der Positionsschrift über die Allergen Standardisierung und Hauttest der „European Academy of Allergy and Clinical Immunology" beschrieben ist (50, 91).

Es wurde entsprechend der Markierung entweder das Allergenextrakt (konzentriert oder in Verdünnung) oder die Positiv bzw. Negativ-Kontrolle aufgetragen. Dabei wurde für jedes Feld jeweils eine neue Pricknadel genommen, so dass pro Rücken bei jeweils einer Visite 40 Testfelder entstanden, 80 Testfelder insgesamt.

3.3.2 Verblindung

Die Extrakte wurden gekauft und in maskierten Ampullen verpackt. Personal, das nicht in die Studie involviert war, markierte alle Ampullen mit Nummern, die alle Verdünnungen der Extrakte beinhalteten mithilfe einer Randomisierungsliste. Sowohl der Patient, wie auch das medizinische Personal, das den SPT durchführte, waren

Material und Methoden

bezüglich der verwendeten Extrakte und der Verdünnungen verblindet. Im Institut für medizinische Informatik wurden ebenfalls verblindet die Daten für die Analyse in die Datenbank eingegeben. Erst im Anschluss an die Eingabe wurde offen gelegt, welche Felder zu welchen Extrakten und Verdünnungen gehörten, um die Daten zu analysieren. Im letzen Schritt wurde dann die Referenzsubstanz entblindet, um sie mit den anderen Extrakten zu vergleichen.

3.4 Statistische Analyse

3.4.1 Überprüfung des Programms

Um zu überprüfen, ob das gewählte Programm „ImageJ" (siehe 3.4.8) korrekte Werte bei der Berechnung liefert, wurden in Adobe Photoshop 6.0 zwei Dateien mit schwarzen Quadraten erzeugt:

1) 1x1 cm
2) 2x2 cm (siehe Studien-Ordner)

Diese Dateien wurden auf einem Drucker (Canon PIXMA IP4500: Ausdruck Normalpapier ($80g/m^2$)) mit folgenden Druckereigenschaften ausgedruckt und in Adobe Photoshop 6.0 eingescannt (siehe Abbildung 5 und 7):

Druckqualität: Standard
Farbe/Intensität: Automatisch
Seitenformat: DIN A4
Seitenlayout: Normale Druckgröße

Material und Methoden

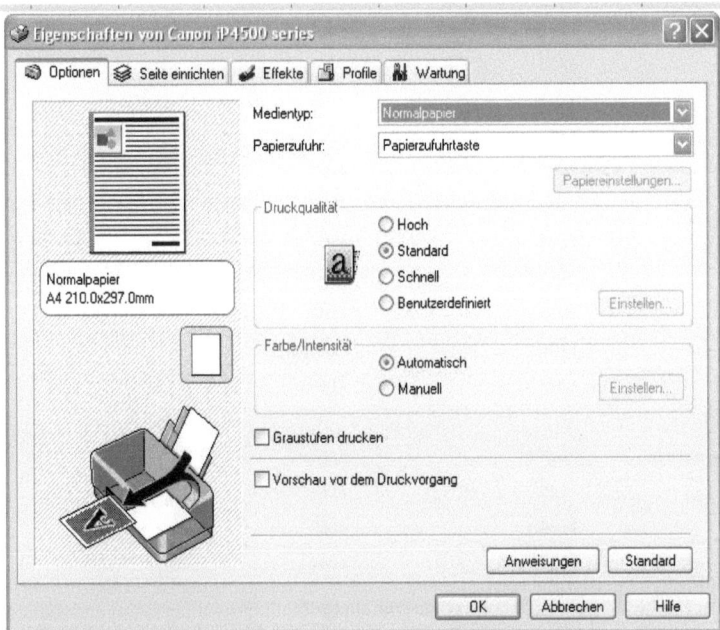

Abbildung 5: Druckeinstellungen

Gespeichert wurden beide Dateien in einem „ImageJ"-lesbarem Format:

Dateityp: JPG im „RGB-Farbraum"
verwendete Qualität: „12 (Maximal)",
Format-Optionen: „Baseline (Standard)"
Größe: 28,8 kbps.

Um festzustellen, wie korrekt ImageJ rechnete, wurde jedes Quadrat zehnfach gescannt und als Bilddatei abgelegt. Anschließend erfolgte die Ausmessung mit „ImageJ". Die jeweiligen Ergebnisse wurden in einer Excel-Tabelle gespeichert und anhand der Resultate wurden der Minimalwert, der Maximalwert, die Standardabweichung und der Mittelwert errechnet (siehe Abbildung 6).

Material und Methoden

Scandurchgang	Canon 1cm^2	2cm^2
1	1,033	4,068
2	1,032	4,068
3	1,034	4,067
4	1,025	4,067
5	1,032	4,067
6	1,032	4,067
7	1,033	4,067
8	1,033	4,067
9	1,026	4,066
10	1,025	4,066
Standardabweichung	0,003629	0,000667
Min	1,025	4,066
Max	1,034	4,068
Mittel	1,0305	4,067

Abbildung 6: Ermittelte Werte der Testberechung für „ImageJ"

Die Resultate zeigten eine minimale, durchgehend positive Standardabweichung. Mit diesen Werten konnte man eine ausreichend genaue Flächenanalyse durchführen.

3.4.2 Kontrolle

Zunächst wurden die CRFs (Fallberichtshefte mit den dokumentierten Hautreaktionen) der Studienteilnehmer auf Vollständigkeit überprüft. Dazu wurde eine Tabelle erstellt und zwei Mitarbeiter vermerkten jeweils das Fehlen oder die Vollständigkeit der Dokumentation der Hautreaktion der Probanden (siehe Tabelle A4 im Anhang).

3.4.3 Kopieren

Die Seiten der CRFs sind im Institut für Medizinische Statistik, Informatik und Epidemiologie der Universität zu Köln mit dem Kopierer „Kyocera mita KM-2530" mit der Einstellung „Dunkelheit 5" abgelichtet worden. Verwendet wurden die Seiten 3(7) bis 6(7) der Fallberichtshefte (CRFs) mit den dokumentierten Hautreaktionen.

Material und Methoden

Anschließend wurde von einer zweiten Person kontrolliert ob die Zuordnung der Kopien zu den Patientendokumenten (CRF) stimmte.

3.4.4 Nachzeichnen

Die Umrisse der Hautreaktionen wurden mit einem speziellen Pflaster von der Haut der Probanden auf die CRF-Bögen übertragen. Da nicht alle Umrandungslinien der Quaddeln auf der Kopie klar erkennbar waren, wurden diese mit einem Stift der Marke „STAEDTLER triplus roller" nachgezeichnet. Ebenso wurden nicht exakt verschlossenen Linien verbunden, da diese sonst mit dem verwendeten Programm ImageJ nicht auswertbar gewesen wären. Es wurde immer die kürzeste Verbindung zwischen den beiden Linien gewählt, um die Quaddelgröße nicht zu verfälschen.

3.4.5 Scannen

Nachdem alle Seiten der Prüfbogen manuell bearbeitet worden waren, wurden diese mit einem Scanner digitalisiert. Die Abbildung 7 zeigt die verwendeten optimalen Scanner-Einstellungen, die durch mehrere Testläufe ermittelt wurde, Abb. 8 zeigt ein Beispiel für einen Scan.

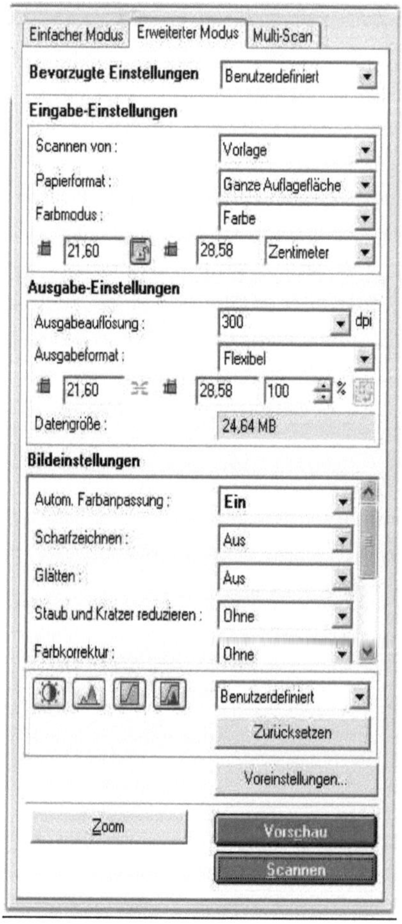

Material und Methoden

Canon CanoScan LiDE 60 mit folgenden Standard-Eigenschaften:

Eingabe-Einstellung: Farbe

Ausgabe-Einstellungen:

Ausgabeauflösung: 300 dpi

Ausgabeformat: Flexibel

Bildeinstellungen:

Autom. Farbanpassung: Ein

Scharfzeichnen: Aus

Glätten: Aus

Staub und Kratzer reduzieren: ohne

Farbkorrektur: ohne

Bildglättung: Mittel

Gegenlichtkorrektur: ohne

Abbildung 7: Scannereinstellungen

Material und Methoden

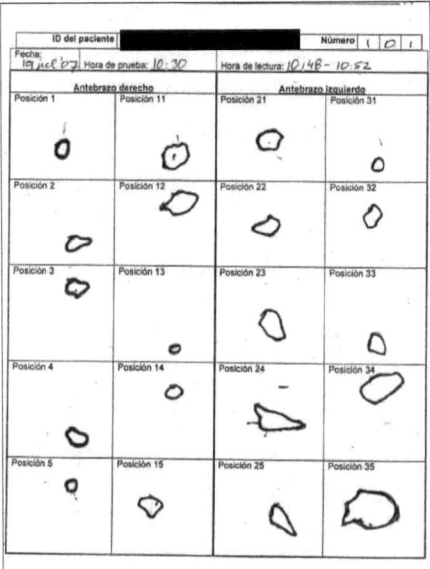

Abbildung 8: Beispielscan

3.4.6 Bearbeiten der Scans

Um die eingescannten CRFs zur Flächenvermessung zu verwenden, wurden diese zunächst mit Adobe Photoshop 6.0 bearbeitet. Dazu wurden alle Innenflächen markiert, welche die Hautquaddeln des jeweiligen Probanden in Originalgröße darstellten. Bei den Einstellungen wurde ein Toleranzwert der Farbpixel von 100, die Option „Glätten" und „Benachbart" gewählt. Der Farbpixelwert von 100 sicherte den Einschluss der gesamten innerhalb der Kreislinie liegenden Fläche, der sich durch das Kopieren und Einscannen teilweise in minimal verschiedenen Graustufen darstellte, im Gegensatz zu dem durchgängig schwarzen Rand der Umrandung. Die verwendete „Glätten"-Option führte zu einer runderen Markierungslinie und es konnten somit das Ausfransen in den Quaddel-Markierungen minimiert werden.

Material und Methoden

Die benutze „Benachbart"-Option erlaubte eine Markierung der Pixel innerhalb eines definierten Bereiches. Dies ermöglichte eine Erfassung ausschließlich bis zur Umrandung der jeweilig markierten Quaddel und schloss farbähnliche Punkte auf der anderen Seite der Umrandung aus.
 Alle markierten Innenflächen sind anschließend mit der Funktion „Bearbeiten; Fläche füllen; Füllen mit Schwarz", schwarz gefärbt worden.
Mittels der Funktion „Auswahlumkehrung" wurde der Rest der Seite weiß gefärbt („Auswahl; Auswahl umkehren; Bearbeiten; Fläche füllen; Füllen mit Weiß").
Dies führte zu schwarzen Flecken (Quaddelinnenflächen) auf weißem Untergrund (siehe Abbildung 9).

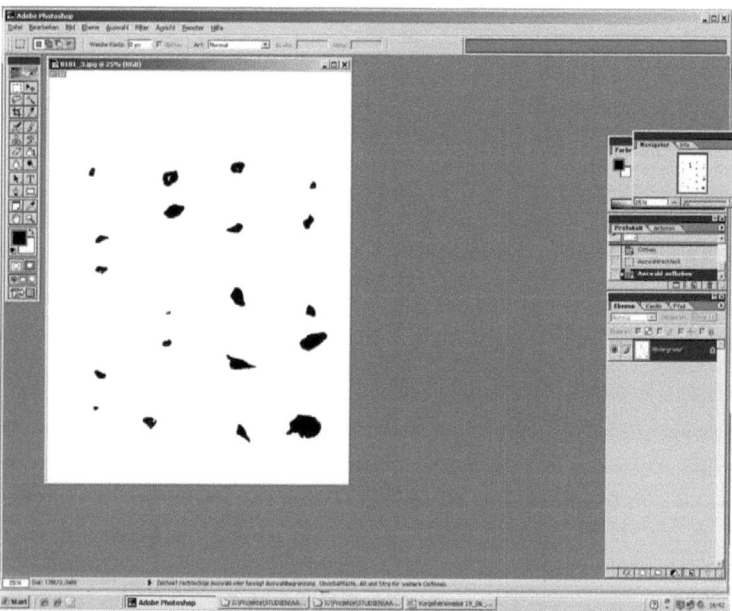

Abbildung 9: Editierung mit Adobe Photoshop 6.0

Material und Methoden

3.4.7 Korrigieren der Scans

Bei folgenden Problemen konnten die Scans nach dem zuvor beschriebenen Prozedere nicht berechnet werden:

1. Die auf dem Pflaster markierten Flächen reichten über das Positionsfeld hinaus und überschnitten sich mit dem verwendeten Pflaster von anderen Positionen. Das gewählte Programm, mit dem die Flächen berechnet wurden, konnte es somit nicht als zusammenhängende Fläche erkennen (siehe Abbildung 10).
2. Die Begrenzung der Positionsfelder wurden vom Berechnungsprogramm „ImageJ" als eigene Quaddeln innerhalb der Hautreaktionen erkannt und einzeln ausgerechnet (siehe Abbildung 10).

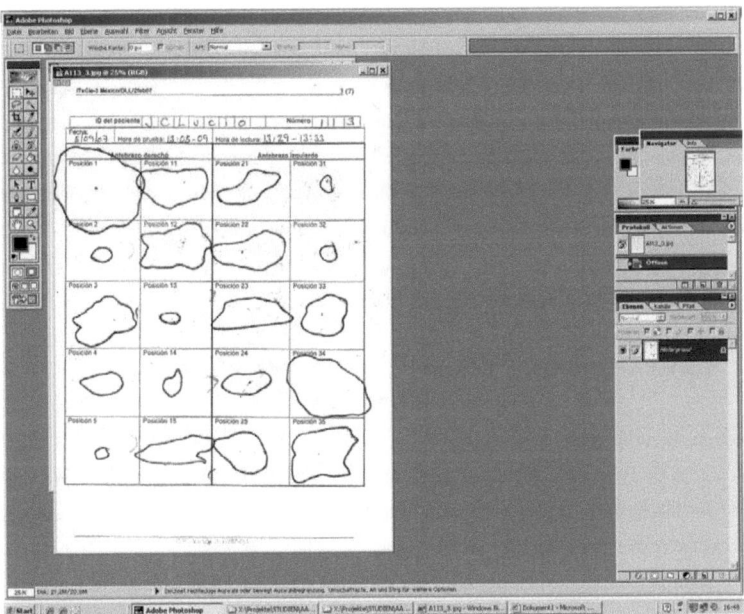

Abbildung 10: Nicht berechenbare Scans

Die betroffenen Seiten bzw. Quaddelmarkierungen wurden daraufhin nachkorrigiert. Dazu wurde erneut das Programm Adobe Photoshop 6.0 verwendet.

Material und Methoden

Die zu korrigierende Seite wurde geöffnet, das Werkzeug „Navigator" eingeblendet und die Vordergrundfarbe auf weiß eingestellt.
Das Werkzeug „Buntstift" wurde ausgewählt und „Pinselgröße" wurde auf „Modus: normal"; „Deckkraft: 100%" definiert. Die problematischen Stellen wurden mit Hilfe der passenden Buntstiftgröße korrigiert, gespeichert und anschließend berechnet.

3.4.8 Computergestützte Flächenvermessung

Um die Größe der dokumentierten Hautreaktionen genau zu bestimmen, wurde nach einen Programm gesucht, dass diese Aufgabe möglichst exakt durchführt, aber auch kostenneutral ist, um Studienkosten gering zu halten.

In der Praxis wird häufig der Durchschnitt des längsten und der orthogonal dazu stehende Durchmesser verwendet, um die Quaddelgröße zu berechnen. Die Positivkontrolle soll üblicherweise mindestens 3 mm, häufig auch mehr als 4 mm im Durchmesser betragen. Aas et al. stellten es frei, die Größe der Quaddeln als Durchschnitt des längsten und orthogonal dazu stehenden Durchmessers in mm zu berechnen, oder als Fläche in mm² absolut oder in Relation zu einer Referenzsubstanz (9). Um eine biologische Standardisierung durchzuführen, empfehlen aber die Nordic Guidelines die Fläche der Hautreaktion in Quadratmillimeter zu berechnen (91).
Schließlich wurde festgelegt die Größe der Quaddeln mit dem Programm „ImageJ 1.40g" zu berechen, da dieses sich gut dazu eignet, Flächen zu quantifizieren.

3.4.9 Flächenvermessung mit „ImageJ"

Exemplarische Berechnung der 1cm²-Datei:
Zunächst wurde die Datei mit der 1cm² großen Abbildung in „ImageJ" geöffnet. Um den Wert für die Größe der Fläche zu ermitteln, musste das Bild zunächst auf 8-bit heruntergerechnet werden. Dieses erfolgt über die Menüfolge „Image" → „Type" → „8-bit".
Für die korrekte Berechnung, wurde zunächst der Pixelwert für einen Zentimeter der Abbildung in Adobe Photoshop 6.0 ermittelt. Dieser wurde anschließend in das Programm ImageJ eingegeben: „Analyze" → „Set Scale" → „Distance in Pixels":

Material und Methoden

„118" → „OK". Dann wurde das Auswahlfeld „Global" angewählt, um diese Einstellung für alle weiteren zu übernehmen.

Um eine Vermessung durchführen zu können, musste des Weiteren eine Markierung erfolgen: „Image" → „Adjust" → „Threshold" → „Apply".

Um einzelne, nicht erfasste Felder zu markieren, wurde in der Icon-Leiste als Werkzeug der „Zauberstab" gewählt (Wand tracing tool). Die ausgewählten Felder wurden über den so genannten ROI-Manager erfasst: „Analyze" → „Tools" → „ROI Manager". Es erfolgte die Markierung (in diesem Fall des Quadrats) per Mausklick. Im ROI-Manager wird diese Markierung „per Add" hinzugefügt. Durch Anklicken des Feldes „Measure" wurde die Berechnung durchgeführt. Das Ergebnis wurde in einem separaten Fenster angezeigt.

Durch „Analyze"- „Analyse particles" und das Anklicken der Auswahl: „Display Results"; „Clear Results"; Summarize"; „Add to Manager"; „Exclude on Edges"; „Include Holes"; „Records Starts" und anschließendes Drücken des Buttons "OK" wurden die Berechnungen aller markierten Flächen durchgeführt.

Es ergaben sich im Mittel 1.033cm^2. Dieses Ergebnis wurde anschließend als Excel-Tabelle gespeichert. Weitere Messparameter wie z. B. die Standardabweichung wurden mit „Analyze" → „Set Measurements" ausgewählt.

3.4.10 Berechung der Hautreaktionen der Probanden

Nach dem im vorherigen Kapitel beschriebenen Prinzip wurden alle mit Adobe Photoshop (siehe 4.0) bearbeiteten Scans der Hautreaktionen in ImageJ (siehe Abb. 11) berechnet.

Material und Methoden

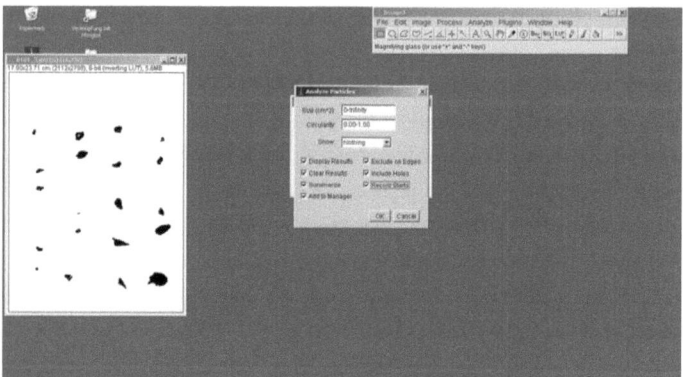

Abbildung 11: Berechnung der Quaddelgröße mit zugehöriger Abbildung

Die Werte für die Quaddeln der Probanden wurden zusammen mit den dazugehörigen Abbildungen gespeichert (siehe Abb. 12).

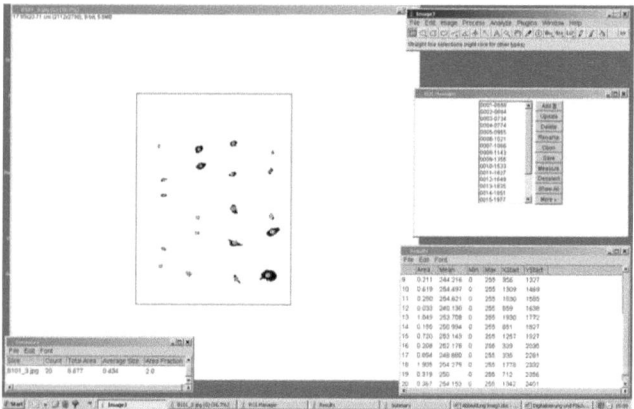

Abbildung 12: Errechnete Daten und dazugehörige Bilder

Dabei wurden die errechneten Werte unter „File"→ "Save As" als Exel-Datei im Programm „Microsoft Exel 2003" gespeichert (siehe Abb. 13). Die Bilder wurden kopiert und in Adobe Photoshop geöffnet. Anschließend wurden Sie als JPEG-Datei gespeichert (siehe Abb. 14).

Material und Methoden

	A	B	C	D	E	F	G
1		Area	Mean	Min	Max	XStart	YStart
2	1	0.420	262.263	0	255	1330	620
3	2	0.128	250.280	0	255	307	666
4	3	0.610	245.338	0	255	892	680
5	4	0.114	252.263	0	255	1856	751
6	5	0.648	254.293	0	255	887	908
7	6	0.298	253.218	0	255	1832	972
8	7	0.330	253.068	0	255	1324	1032
9	8	0.201	260.533	0	255	372	1116
10	9	0.211	244.216	0	255	356	1327
11	10	0.619	254.497	0	255	1309	1469
12	11	0.290	254.621	0	255	1830	1585
13	12	0.033	240.130	0	255	859	1638
14	13	1.049	253.708	0	255	1930	1772
15	14	0.165	250.994	0	255	861	1827
16	15	0.720	253.143	0	255	1257	1927
17	16	0.208	252.178	0	255	339	2035
18	17	0.054	248.880	0	255	335	2261
19	18	1.905	254.279	0	255	1778	2332
20	19	0.319	250	0	255	712	2356
21	20	0.367	254.153	0	255	1342	2401

Abbildung 13: Exel-Datei mit den von ImageJ berechneten Werten

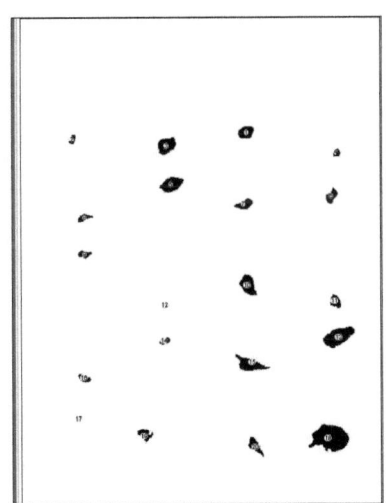

Abbildung 14: JPEG-Datei der von ImageJ erstellten Abbildung

Material und Methoden

3.4.11   Zuordnung der Scans

Für die einfache und sichere Eingabe in eine SPSS-Datenbank wurden die von „ImageJ" berechneten Werte den Positionen der Hautreaktionen zugeordnet.

Dazu wurde das von „ImageJ" erzeugte Bild mit der eingescannten Seite des Fallberichtshefts (siehe Abb. 15) verglichen und die Zahlen der Position auf dem Dokumentationsbogen (siehe Abb. 16) wurden den berechneten Werten in der Exel-Datei zugeordnet (siehe Abb. 17). Die erste Spalte der Exel-Datei zeigt die Positionen, wie das Fallberichtsheft die einzelnen Quaddeln betitelt. Die zweite Spalte der Exel-Datei ist die von ImageJ automatisch zugeordnete Ziffer der jeweiligen Quaddel.
Die Zuordnung wurde durch eine zweite Person kontrolliert.

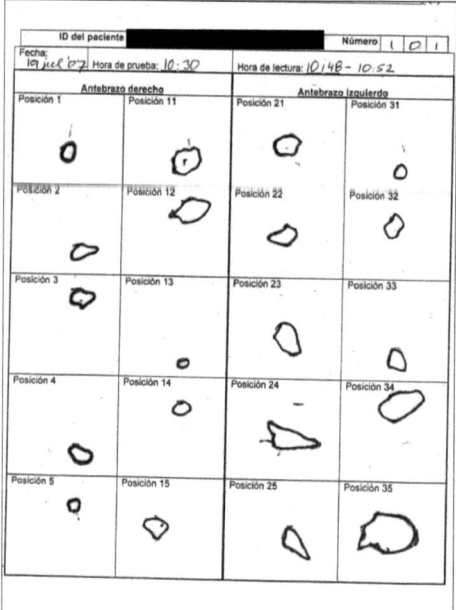

Abbildung 15: Beispiel einer eingescannten Seite des Fallberichtshefts

Material und Methoden

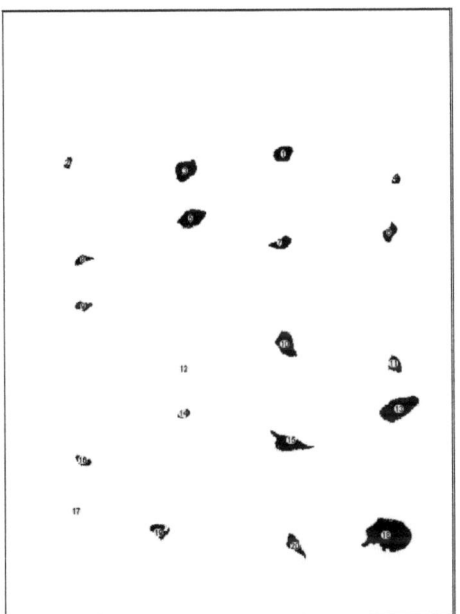

Abbildung 16: Beispiel einer von ImageJ erzeugten Abbildung mit dazugehörigen Zahlen

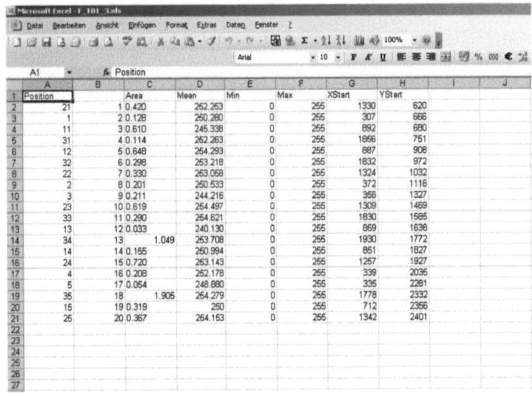

Abbildung 17: Zugeordnete Werte

Material und Methoden

Material und Methoden

3.4.12 Eingabe in die SPSS-Datenbank

Die Eingabe der Patientendaten, sowie der Ein- und Ausschlusskriterien der CRFs erfolgte per Doppeleingabe.
Die ermittelten Werte des Programms „ImageJ" wurden von der Exel-Datei in die SPSS-Datenbank importiert und anschließend von einer zweiten Person überprüft.

Dazu waren folgende Schritte nötig:

1)
Zunächst musste die berechneten Werte von ImageJ verändert werden, um in Microsoft Exel bearbeitet zu werden und schließlich in das Programm SPSS importiert zu werden.
ImageJ verwendete für die Trennung von Vorkommastelle und Nachkommastelle ein „." Als Trennzeichen. Dieses Zeichen als Trennzeichen ist nicht mit dem Programm SPSS kompatibel. Deshalb wurden durch die Funktion „Suchen" und „Alle Ersetzen" alle Punkte in Kommata umgewandelt.

2)
Durch diese Umwandlung wurden aber nur Werte < 1 cm² korrekt übertragen. Werte darüber wurden von Exel wie ein Wert über 1000 Quadratzentimeter behandelt.
Um dieses Problem zum umgehen, wurde folgende Formel angewendet:
„=WENN(B2>=1;B2/1000;B2)"
Durch diese Formel wurden alle Werte in der Spalte „Area_bearb" korrekt angezeigt (siehe Abb. 18).

Material und Methoden

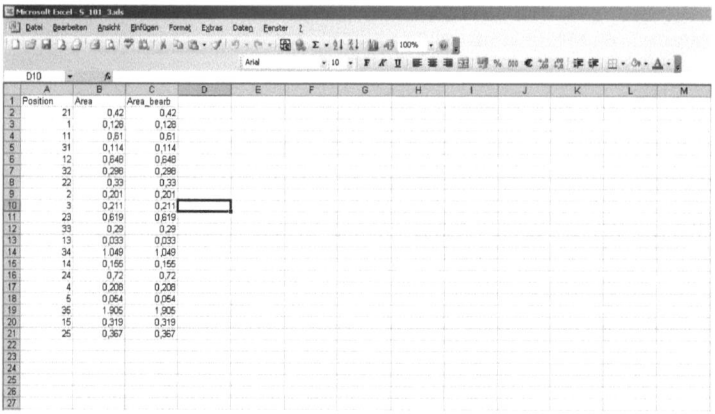

Abbildung 18: Formatierung der von ImageJ errechneten Werte

3) Schließlich mussten die Werte noch in die richtige Reihenfolge gebracht werden, um sie anschließend in die SPSS-Datei zu importieren. Verwendet wurde das Programm SPSS 17.0 Dazu wurden die Positionen sortiert und die Werte im Anschluss daran transponiert (siehe Abb. 19).

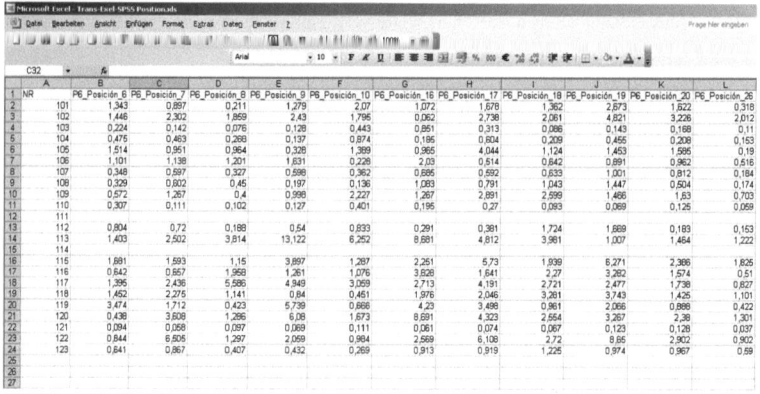

Abbildung 19: Exel-Datei mit formatierten Werten

Anschließend wurde eine Datenmaske erstellt und die Werte übertragen (siehe Abbildung 20).

Material und Methoden

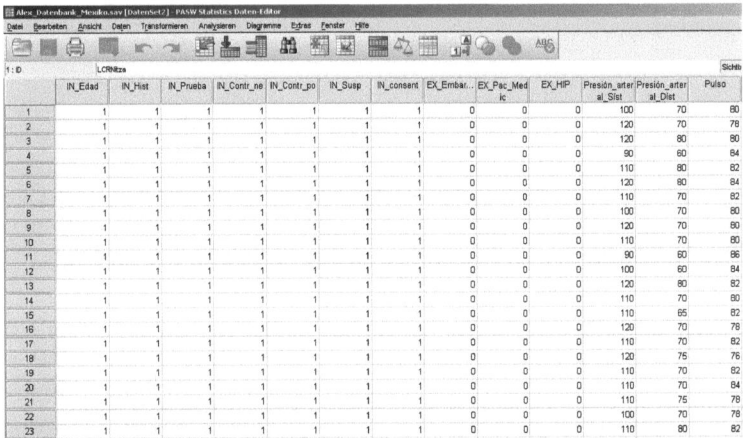

Abbildung 20: SPSS-Datenmaske

Im Anschluss daran fand die statistische Auswertung mit dem Programm SPSS 17.0 statt.

Ergebnisse

4. Ergebnisse

Im Folgenden sollen die Ergebnisse der statistischen Analyse vorgestellt werden. Zunächst erfolgte die Anwendung der Ein- und Ausschlusskriterien (siehe Kapitel 3.2.5), bevor mit der Analyse der Größe der Hautreaktionen begonnen wurde.

4.1 Allgemeine Daten

Es sind zu Beginn der Studie 23 Patienten eingeschlossen worden, vier Patienten wurden jedoch in der abschließenden Analyse von der Auswertung ausgenommen. Zwei Patienten hatten inkomplette Fallberichtshefte und zwei Patienten zeigten keine negative Reaktion auf den Trägerstoff (negative Reaktion $\leq$ 5mm²). Ein weiterer Patient erschien nicht zur zweiten Visite, dieser wurde jedoch nicht aus der Analyse ausgeschlossen, da die Daten der ersten Visite vollständig waren und den Bedingungen der Studie entsprachen.
Alle Patienten wiesen Symptome einer saisonalen, allergischen Rhinitis auf. Sechs Patienten litten darüber hinaus unter leichtem, persistierendem Asthma.

4.2 Demographische Daten

Das Alter der Patienten bei Einschluss in die Studie betrug im Mittel 27,72 Jahre mit einer Standardabweichung von ca. 7,2 Jahren. Der jüngste Patient war 17 Jahre alt, der älteste Patient 43 Jahre alt, die Altersangabe eines Patienten fehlte (siehe Tabelle A1 im Anhang). Das Patientenkollektiv bestand aus neun männlichen und zehn weiblichen Personen (siehe Abbildung A1 im Anhang).

Der Blutdruck und der Puls aller Patienten befanden sich zu Beginn der Studie im normalen Bereich (siehe Tabelle A2 im Anhang). Der Mittelwert des Pulses betrug 81$\pm$2, die Systole im Mittel 110$\pm$9, die Diastole 71$\pm$6.

Ergebnisse

4.3 Wirksamkeit der Allergenlösungen

Der primäre Zielparameter bei der Analyse der Hautreaktionen war die Größe der Quaddel als Reaktion auf die Anwendung der Allergenlösungen im SPT. Dabei wurde die Allergenlösung je zweimal pro Visite aufgetragen:

- in konzentrierter Form (Verdünnung 0)
- in der Verdünnung 1:2 (Verdünnung 1)
- und in der Verdünnung 1:4 (Verdünnung 2).

Demnach enthielt die konzentrierte Lösung 100% der Allergenlösung, die Verdünnung 1 noch 50% der Allergenlösung und die Verdünnung 2 noch 25% der Allergenlösung.

4.4 Berechnung der Quaddelgrößen

Basierend auf der Oberfläche der Quaddel, wurde zuerst für jede Konzentration das geometrische Mittel in der Einheit Quadratmillimeter (mm^2) bzw. Quadratzentimeter (cm^2) errechnet und anschließend noch einmal das zehnerlogarithmische geometrische Mittel (siehe Tab. 5 und Tab. 6). Das log/log-Modell ist laut zahlreichen Untersuchungen von Dreborg und Mitarbeiter die beste Möglichkeit zur Darstellung von Dosis/Wirkungsbeziehungen (52).

Jedem Extrakt wurde vorher ein Buchstabe (A, B, C, D, E oder F) bei der Verblindung zugewiesen (inklusive Referenzsubstanz). Die Zahlen 0 (konzentriert), 1 (Verdünnung 1:2) und 2 (Verdünnung 1:4) geben jeweils die Konzentration des Allergenextraktes an. Bei den 19 Patienten, mit denen die Analyse durchgeführt wurde, war die Negativ-Kontrolle bei allen Probanden $\leq 5mm^2$ und die Positivkontrolle $\geq 5mm^2$.
Es ist durchweg ein Abfall der Quaddelgröße vom konzentrierten Extrakt (Verdünnung 0) bis zur am stärksten verdünnten Lösung (Verdünnung 3) zu beobachten.

Ergebnisse

Tabelle 3: Geometrisches Mittel der Quaddelgrößen

Extrakt mit Verdünnung	N	Mittelwert (cm²)	Median (cm²)	SD (cm²)	Minimum (cm²)	Maximum (cm²)
A0	19	1.734447	0.879391	1.5209764	0.1757	6.0301
A1	18	1.135149	0.819950	0.8412709	0.1721	2.6300
A2	19	0.997726	0.661691	0.8298816	0.1509	3.7556
B0	19	2.390482	2.269473	2.0831154	0.1373	7.8270
B1	19	1.772139	1.287986	1.4421819	0.1128	5.7586
B2	19	1.231690	1.078475	0.8983484	0.0866	2.8892
C0	19	0.674128	0.571338	0.4937689	0.0850	1.5379
C1	19	0.329936	0.209909	0.2878666	0.0357	1.0318
C2	19	0.202856	0.198190	0.1335470	0.0264	0.4747
D0	19	3.211374	2.082655	2.5861777	0.3364	8.3515
D1	19	1.843862	1.684294	1.3482039	0.3361	4.5821
D2	19	1.444907	1.208108	1.0633133	0.1183	4.2430
E0	19	1.967471	1.336531	2.0330627	0.1910	8.9479
E1	19	1.627883	1.285561	1.3353223	0.0950	4.9410
E2	19	1.467909	0.963258	1.3961305	0.0840	4.5304
F0	19	1.911847	1.090271	2.0775172	0.1973	8.2469
F1	19	1.195273	0.951452	0.8141873	0.1671	3.1856
F2	19	1.000739	0.800213	0.8929031	0.1173	2.9890
Negativ Kontrolle	19	0.006967	0.000000	0.0121483	0.0000	0.0339
Positiv Kontrolle	19	0.425383	0.396404	0.1633937	0.1244	0.7792

A = Eur2; B = Mex1; C = Mex2; D = Referenzsubstanz; E = Eur1; F = EUR3

Ergebnisse

Tabelle 4: Logarithmisches geometrisches Mittel der Quaddelgröße

Extrakt mit Verdünnung	N	Mittelwert (cm²)	Median (cm²)	SD (cm²)	Minimum (cm²)	Maximum (cm²)
A0	19	0.081784	-0.055818	0.3931162	-0.7554	0.7803
A1	18	-0.077141	-0.093644	0.3687086	-0.7641	0.4200
A2	19	-0.129097	-0.179345	0.3558880	-0.8214	0.5747
B0	19	0.190776	0.355925	0.4588151	-0.8623	0.8936
B1	19	0.081994	0.109911	0.4408485	-0.9476	0.7603
B2	19	-0.064829	0.032810	0.4276978	-1.0625	0.4608
C0	19	-0.317801	-0.243107	0.4014580	-1.0706	0.1869
C1	19	-0.643878	-0.677968	0.4078696	-1.4475	0.0136
C2	19	-0.803291	-0.702918	0.3472252	-1.5783	-0.3236
D0	19	0.345313	0.318617	0.4170198	-0.4731	0.9218
D1	19	0.142225	0.226418	0.3536689	-0.4735	0.6611
D2	19	0.023570	0.082106	0.3944429	-0.9270	0.6277
E0	19	0.100855	0.125979	0.4460167	-0.7189	0.9517
E1	19	0.036184	0.109093	0.4481837	-1.0223	0.6938
E2	19	-0.055040	-0.016257	0.4949306	-1.0759	0.6561
F0	19	0.062444	0.037535	0.4563941	-0.7050	0.9163
F1	19	-0.042674	-0.021613	0.3637264	-0.7770	0.5032
F2	19	-0.153809	-0.062376	0.4463746	-0.9306	0.4756
Negativ Kontrolle	19	-31.895633	-27.995742	21.4215298	-54.0000	-1.4699
Positiv Kontrolle	19	-0.404001	-0.401862	0.1812661	-0.9051	-0.1083

A = Eur2; B = Mex1; C = Mex2; D = Referenzsubstanz; E = Eur1; F = EUR3

Ergebnisse

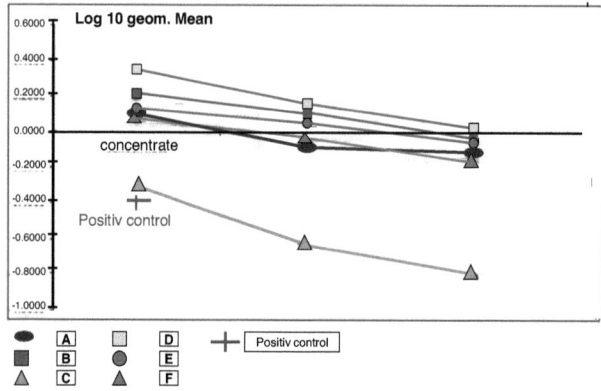

Abbildung 21: Graphische Darstellung der logarithmisch aufgetragenen Quaddelgrößen
A = Eur2; B = Mex1; C = Mex2; D = Referenzsubstanz; E = Eur1; F = EUR3

Abbildung 21 zeigt graphisch im 10er Logarithmus aufgetragen das geometrische Mittel der Quaddelgrößen zur jeweiligen Verdünnung. Nach der Analyse wurde die Referenzsubstanz entblindet. Es handelte sich um die Substanz D, die wie die Graphik deutlich erkennen lässt, die größten Werte des geometrischen Mittels gegenüber den anderen Substanzen in jeder Verdünnung aufweist. Alle anderen Allergenlösungen weisen in jeder Verdünnung eine geringere durchschnittliche Quaddelgröße auf, zeigen jedoch einen analogen Verlauf der Kurve.

Abbildung 22 zeigt graphisch den Vergleich der geometrischen Mittel und ihrer Standardabweichungen aller Extrakte und Ihrer Verdünnungen unterschieden nach den unterschiedlichen Herkünften.

Ergebnisse

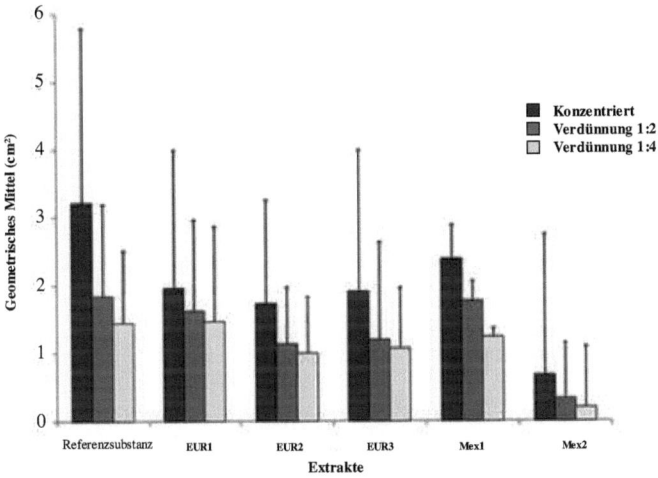

Abbildung 22: Geometrischen Mittel der Quaddeloberflächen
Konzentrierte Testextrakte und ihre zweifach verdünnten Lösungen (1:2 und 1:4) im Vergleich zur konzentrierten Referenzsubstanz und ihrer zwei Verdünnungen.

4.5 Ermittlung der Konzentration

Die einzige Substanz, von der die Einheit genau bekannt war, war die Referenzsubstanz. Die konzentrierte Lösung (Verdünnung 0), wies 10.000 AU/ml auf, die Verdünnung 1 5.000 AU/ml und die Verdünnung 2 2.500 AU/ml. Aufgrund der durchschnittlich gemessenen Quaddelgröße der Patienten wurde ein Umrechnungsfaktor errechnet, der anschließend auf alle anderen Lösungen angewendet wurde, um so auf die AU/ml der anderen Lösungen zu schließen (siehe Tabelle 5).

Dazu wurde das Extrakt D0 (konzentrierte Referenzsubstanz) als Vergleichswert für A0, B0, C0, E0 und F0 genommen. Der Faktor wurde errechnet, indem die bekannten 10.000 AU/ml für die Referenzsubstanz durch die durchschnittlich ermittelte Hautreaktion der Probanden geteilt wurde. Der ermittelte Faktor wurde dann auf die

Ergebnisse

anderen Mittelwerte der Extrakte angewendet, um auf die Konzentration der Extrakte in AU/ml zu schließen. Dieses Verfahren wurde anschließend auch bei der Verdünnung 1 (Referenzsubstanz 5.000 AU/ml) und 2 (Referenzsubstanz 2.500 AU/ml) angewendet, um auch für die Verdünnungen die Konzentration in AU/ml zu ermitteln (siehe Tab. 5).

Tabelle 5: Errechnete AU/ml der Allergenlösungen

Extrakt	Geometrisches Mittel (cm²)	Faktor (Referenz)	Mittel AU/ml
A0	1.734447		**5400.9**
A1	1.135149		3078.2
A2	0.997726		1726.3
B0	2.390482		**7443.8**
B1	1.772139		4805.5
B2	1.231690		2131.1
C0	0.674128		**2099.2**
C1	0.329936		894.7
C2	0.202856		351.0
D0	3.211374	0.000321137	**10000**
D1	1.843862	0.000368772	5000
D2	1.444907	0.000577963	2500
E0	1.967471		**6126.6**
E1	1.627883		4414.3
E2	1.467909		2539.8
F0	1.911847		**5953.4**
F1	1.195273		3241.2
F2	1.066759		1845.7
Negativ Kontrolle	0.006967		21.7
Positive Kontrolle	0.425383		1324.6

A = Eur2; B = Mex1; C = Mex2; D = Referenzsubstanz; E = Eur1; F = EUR3

Demnach wiesen alle anderen Allergenlösungen im Vergleich zur Referenzsubstanz eine geringere Konzentration auf.

Ergebnisse

Tabelle 6: Vergleich der einzelnen Extrakte

Extrakt	D0	A0	B0	C0	E0	F0
Konzentration in AU/ml	10.000	5400.9	7443.8	2099.2	6126.6	5953.4
Extrakt	D1	A1	B1	C1	E1	F1
Konzentration in AU/ml	5.000	3078.2	4805.5	894.7	4414.3	3241.2
Extrakt	D2	A2	B2	C2	E2	F2
Konzentration in AU/ml	2.500	1726.3	2131.1	351.0	2539.8	1845.7

A = Eur2; B = Mex1; C = Mex2; D = Referenzsubstanz; E = Eur1; F = EUR3

Ergebnisse

4.6 Signifikanztests

Es wurde der zweiseitige Test nach Wilcoxon für abhängige Stichproben verwendet, um auf statistische Signifikanz der Differenzen zu untersuchen, da die Werte nicht normalverteilt waren. Das Signifikanzniveau wurde auf $\alpha = 0.05$ festgelegt.

Tabelle 7: Vergleich der konzentrierten Allergenlösungen mit der Referenzsubstanz

Allergenlösungen	A	B	C	E	F
Vergleich zur Referenzsubstanz p-Wert	**0,003****	0,107	**0,000*****	**0,009****	**0,010***

* <0,05
** <0,01
*** <0,001

Tabelle 8: Unterschiede der konzentrierten Extrakte untereinander

	A	B	C	D	E	F
A		0,099	**<0,001**	**0,003****	0,687	0,872
B	0,099		**<0,001**	0,107	**0,014***	0,064
C	**<0,001**	**<0,001**		**<0,001**	**<0,001**	**<0,001**
D	**0,003****	0,107	**<0,001**		**0,009****	**0,010***
E	0,687	**0,014***	**<0,001**	**0,009****		0,687
F	0,872	0,064	**<0,001**	**0,010***	0,687	

* <0,05
** <0,01

Die Unterschiede der konzentrierten Extrakte, die einen p-Wert unter 0.05 aufweisen sind in der Tabelle 7 und 8 fett markiert, gegenüber den nicht signifikanten Werten. Demnach ist festzustellen, dass die Mehrzahl der Werte als signifikant einzustufen sind. Die Referenz unterscheidet sich in ihrer Allergenkonzentration signifikant von den Extrakten A, C, E, F, nicht jedoch von der Allergenlösung B (siehe Tabelle 8). Die

Ergebnisse

Einteilung nach Herkunft und die Unterschiede zwischen den Lösungen zeigen Abbildung 23 und 24.

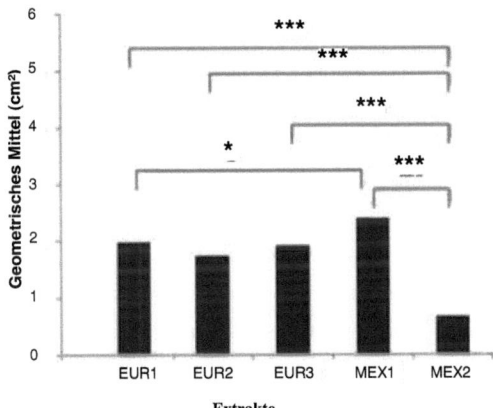

Abbildung 23: Testung der einzelnen Extrakte untereinander

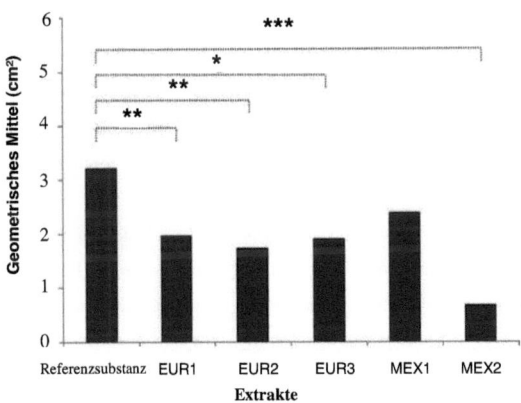

Abbildung 24: Statistisch signifikante Unterschiede der Substanzen im Vergleich zur Referenz
Vergleich zwischen der konzentrierten Referenzsubstanz (D0) und den weiteren konzentrierten Extrakten
*** $p < 0,001$
** $p < 0,01$
* $p < 0,05$

5. Diskussion

In der Allergieforschung und auch in der Anwendung von Diagnoselösungen im klinischen Alltag in Europa und weltweit existieren keine homogenen standardisierten Extrakte, um das diagnostische Vorgehen bei Hauttestungen zu vereinheitlichen (19, 127). Auch die Allergenauswahl und die Vorgehensweise bei der Pricktestung unterscheidet sich, wie die GA²LEN-Skin-Test-Studie 2009 in einer breit angelegten Untersuchung in 14 europäischen Ländern und 17 teilnehmenden Zentren feststellte (64).

Standardisierung ist aber essentiell um reproduzierbare Ergebnisse in der Diagnose und Therapie zu erhalten (47) und weltweit Studienergebnisse, die auf der Basis von Allergenextrakten erzielt wurden, zu vergleichen (33). Die WHO, das europäische CREATE Projekt und das europäische „Global Allergy and Asthma European Network „(GA²LEN) sowie die FDA in den USA arbeiten daran, einen Vergleich zwischen Allergenlösungen anzustellen (2, 6, 127).

Dieses Ziel ist jedoch bislang global nicht erreicht. Es existieren in Europa lediglich einige Referenzsubstanzen (siehe 1.7), jedoch keine einheitlichen Allergenpanels mit standardisierten Extrakten oder Vorgehensweisen bei der Durchführung und Analyse (19, 64, 127).

Diese fehlende Standardisierung stellte bereits 1989 Sten Dreborg fest, als er in Erfahrung brachte, dass es Unterschiede in der Anwendung des SPT zwischen verschiedenen Zentren gibt (48). Aktuell demonstrierte die „GA²LEN-Skin-Test-Studie" mit über 3000 Datensätzen, dass die Einführung von „Standard Operation Procedures" (SOPs) für den SPT, des Weiteren die Implementierung eines standardisierten Allergenpanels und die Vereinheitlichung der nachfolgenden Datenanalyse benötigt wird, um die Informationen besser miteinander vergleichen zu können. Die Wissenschaftler empfehlen dringend eine zeitnahe Anwendung dieser standardisierten Prozeduren in Europa (64).

Diese Vorgehensweise würde auch eine bessere Überwachung der Sensibilisierung gegen inhalative Allergene über die Zeit ermöglichen und somit neue Entwicklungen in diesem Bereich schneller und effizienter enthüllen. Zu diesen Veränderungen gehört vor allem auch die Sensibilisierung von Patienten gegen Allergene, die viele Zentren nicht in ihrem Standardpanel prüfen.

Diskussion

Als Beispiel hierfür wurden in der GA²LEN-Skin-Test-Studie Sensibilisierungen gegen Allergene gefunden, deren Existenz im Vorfeld nicht vermutet wurde. So wurde auch in den nordischen Ländern (z. B. in Dänemark neun Prozent, in Finnland zwei Prozent) Sensibilisierung gegen Oliven gefunden, deren Existenz bislang nur in den mediterranen Länder vermutet wurde (64). Studienergebnisse verlangen nach der Testung von mehr Allergenen beim SPT als nur die üblichen und regional vorkommenden. Die Gründe hierfür liegen vor allem im Vorkommen von Kreuzreaktionen aber auch an der erhöhten Mobilität der Menschen, die nicht nur mit lokalen Allergenen in Berührung kommen (64).

Da sich die Mobilität der verschiedenen Bevölkerungen nicht nur auf Europa beschränkt, wäre eine weltweite Standardisierung wünschenswert.

Als übergeordnetes Ziel steht dabei die optimale Diagnose und Therapie von allergischen Patienten im Vordergrund. Damit sind auch jene gemeint, die zurzeit noch gar nicht als solche erfasst werden, da ihre Allergien aufgrund unzureichender Diagnoseverfahren noch nicht identifiziert wurden. Allergisch bedingte Beschwerden, die vom Arzt behandelt werden, aber nicht als solche erkannt werden, könnten effizienter therapiert werden, wenn man die Ursache kennt (64).

Aber auch die Forschung würde davon profitieren, wenn der exakte Allergeninhalt eines Produktes verglichen und standardisiert ermittelt werden könnte. Es würde z. B. auch die Analyse des exakten Mechanismus der Wirksamkeit der Immuntherapie unterstützen, wenn störende Faktoren wie die Variabilität der verwendeten Lösungen eliminiert werden könnten (89).

Die Situation bezüglich der Standardisierung von Allergenlösungen, die zur Diagnose und Therapie verwendet werden, stellt sich in Europa und den USA sehr unterschiedlich dar.

In den USA unterscheidet sich die Potenz der meisten kommerziell erhältlichen Allergene nicht wesentlich voneinander, da die FDA/CBER Vergleiche mit einer Referenzsubstanz vorschreibt. Vor der Abgabe der standardisierten Allergenextrakte, werden diese mit der US-Referenzsubstanz verglichen um die Wirkstärke zu ermitteln. Bislang sind in den USA 19 solcher standardisierter Allergenprodukte auf dem Markt (6, 118).

Diskussion

In Europa hingegen verwendet nahezu jede Firma ihre eigenen „In-House Reference Standards", die einen Vergleich verschiedener Produkte schwierig machen. Dieser Umstand wird dadurch verkompliziert, dass jeder Hersteller seine eigene Methode benutzt, die Allergenaktivität zu kennzeichnen. Deshalb existieren verschiedene Einheiten und die einzelnen Produkte sind nicht einfach miteinander austauschbar oder gleichzusetzen (10, 80).

Gründe für diesen Umstand und die Unterschiede zwischen den Kontinenten sind unter anderem, dass der „Monograph on allergen products" der Europäischen Pharmacopoeia nur relativ unspezifische Richtlinien für das Ausmaß der Testung von Allergenprodukten anbietet und über die Angaben, die vom Hersteller gemacht werden müssen. Als Beispiel hierfür ist der von der Europäischen Pharmacopoeia akzeptierte Rahmen der totalen Allergenaktivität zu nennen, der sich für Konzentrationen von Allergenen zwischen 50 und 200% der angegebenen Mengenangabe bewegt. Weiterhin spezifiziert die Europäische Pharmacopoeia nicht die Labormethoden, die für die Testung der Produkte Verwendung finden sollten (7).

Essentielles Ziel einer Standardisierung ist es auch, eine Referenzsubstanz wie in den USA üblich zu entwickeln, mit der kommerziell erhältliche Allergenlösungen verglichen werden können (85). Dies könnte dazu beitragen, die vorher bereits erwähnten Unterschiede bei der Anwendung, Durchführung und Analyse von SPTs zu verringern (48).
Dazu ist es sinnvoll, ein möglichst einfach durchzuführendes Verfahren zu entwickeln, dass schnell und zuverlässig diesen Vergleich mit einer möglichen Referenzsubstanz erlaubt.

Ein In-vivo-Vergleich zwischen europäischen und amerikanischen Extrakten wie in dieser Studie praktiziert, wurde bislang nicht durchgeführt, obwohl Untersuchungen von Hauttestungen in Europa auch die Forschung in den Vereinigten Staaten und Latein Amerika beeinflussen und die Mobilität der europäischen Bevölkerung auch amerikanische Grenzen überschreitet. Des Weiteren werden die Diagnose wie auch Behandlung jenseits europäischer Grenzen von europäischen Untersuchungen beeinflusst (26, 82).

Diskussion

In dieser Studie wurde ein solcher Vergleich mittels des Hauttest in einer doppelblinden, randomisierten Studie angestellt. Die Standardisierung von Allergenen generell basiert auf In-vitro- und In-vivo-Ermittlung von allergen-spezifischem IgE. Idealerweise würde jedes Allergen des zu testendem Extraktes während des Standardisierungsprozesses gereinigt und quantifiziert werden. Dieses Anliegen stellt sich aber als schwierig heraus, wenn man bedenkt, dass Allergenextrakte zwischen 10 und 50 Antigene enthalten können (88). Die Gesamtaktivität von Allergenen, die beim SPT gemessen wird, kann aus diesem Grund einen besseren Prädiktor der biologischen Wirksamkeit darstellen. Deshalb wurde als praktische Methodik nicht das In-vitro-Verfahren verwendet, sondern der SPT als klinisch relevantere Methode, um verschiedene Extrakte von Allergenen gegenüberzustellen (38). Zusätzlich eignet er sich dazu, bei einem Vergleichsverfahren genutzt zu werden, da er universal anwendbar, kostengünstig und gut reproduzierbar ist (25, 64).

Nachfolgend sollen die Methodik eines solchen Verfahrens, das während dieser Arbeit entwickelt wurde, beurteilt werden und die Ergebnisse, die mit diesem Verfahren erzielt wurden unter Berücksichtigung der Rationalen und Zielen dieser Abhandlung diskutiert werden.

5.1 Methodik und klinische Überprüfung

Primärziel war es ein computergestütztes, objektives und gut reproduzierbares Verfahren zu entwickeln, um die Hautreaktionen von Probanden zu messen. Daraufhin soll auf die biologische Wirkstärke von Allergenen oder auch von Allergoiden im Vergleich zu einer Referenzsubstanz geschlossen werden können. Dieses sollte universell anwendbar sein, demnach unabhängig von dem Land in dem es durchgeführt wird, und nur geringe Anforderungen aufweisen, damit es von einer breiten Masse angewendet werden kann. Der SPT wurde als klinische Methode verwendet, da er einfach und kostengünstig durchführbar ist. Zudem ist er gut reproduzierbar, weist eine hohe Zuverlässigkeit auf und findet weltweit Anwendung (17, 64).

5.1.1 Kritik Methodik

Zunächst wurde nach einer Software gesucht, die die Größe der dokumentierten Hautreaktionen möglichst exakt bestimmen kann aber auch möglichst kostenneutral ist,

Diskussion

um Studienkosten gering zu halten oder die Durchführung in der Praxis leichter zu ermöglichen. Schließlich wurde nach eingehender Recherche festgelegt, die Größe der Quaddeln mit dem Programm „ImageJ 1.40g" zu berechen. Die Vorteile dieses Programms bestehen darin, dass es plattformunabhängig und somit nicht auf ein spezifisches Computersystem festgelegt ist und deshalb ubiquitär verwendet werden kann. Zudem kann man bei Bedarf eigene „Plugins" (Erweiterungen für Anwendungen) hinzufügen, so dass man das Programm an individuelle Erfordernisse von Studien anpassen kann. Für die Berechnungen dieser Studie war diese Option jedoch nicht erforderlich, da ImageJ die benötigten Werkzeuge schon implementiert hatte (4).

Es wurde zur Erzeugung der Bilder Adobe Photoshop 6.0 verwendet. Dieses Programm ist kostenpflichtig, jedoch ein gängiges Bildverarbeitungsprogramm. Bei Bedarf ist es aber auch möglich, es durch eine open-source Anwendung wie z. B. „GIMP" zu ersetzten. Die Programme „Microsoft Excel 2003" und „SPSS Statistics 17.0" sind ebenfalls keine kostenneutralen Programme, jedoch auch weit verbreitet und global erhältlich.

Das verwendete Programm ImageJ zeigte bei 20 unterschiedlichen Messungen mit vorher durch Adobe Photoshop 6.0 erzeugten Quadraten jeweils nur eine geringe stetig positive Standardabweichung mit dem durchschnittlichen Wert von 0,003629 (siehe Abbildung 6). Mit diesem Wert ist eine ausreichend genaue Analyse der Hautreaktionen möglich

Für die Digitalisierung und Analyse der Daten sind lediglich zwei Mitarbeiter erforderlich, wobei der Arbeitsaufwand des zweiten Mitarbeiters geringer ist, da er lediglich eine Kontrollfunktion erfüllt.

Vorherige Studien attestieren einem semi-automatischen Messverfahren eine höhere Messgenauigkeit z. B. bei der Verwendung eines Handscanners oder eines Digitalisierungsstiftes gegenüber dem üblicherweise im klinischen Alltag zum Einsatz kommenden Verfahren des SPT (104-105). Durch eine weitere Automatisierung des Messvorgangs könnte man noch präzisere Werte erhalten.

Bei einigen Punkten ist die entwickelte Methodik jedoch fehleranfällig. Die Original-Fallberichtshefte müssen zur Analyse digitalisiert werden. Zunächst wurden Sie dunkel

Diskussion

kopiert, um die Linien deutlicher hervortreten zu lassen. Aber trotz dieser Handlung war ein Nachzeichnen der Linien erforderlich, da einige Linien zu schwach waren, oder der medizinisch-technische Assistent beim Übertragen der Hautreaktionen auf das Pflaster die Quaddeln nicht vollständig umrandet hat.

Das manuelle Nachzeichnen birgt Möglichkeiten, die ursprüngliche Hautreaktion des Probanden zu verfälschen. Bei genauen SOPs für das durchführende Personal ist diese Abweichung aber gering. Eine weitere Möglichkeit diese Fehlerquelle zu minimieren wäre durch regelmäßige Kontrollen der Fallberichtshefte (Monitoring). Diese Vorgehensweise würde sich vor allem bei multizentrischen Studien empfehlen.

Bei monozentrischen Studien mit einer durchführenden Person, würde es ausreichen, den medizinisch-technischen Assistent daraufhin zu schulen, dass er beim Abzeichnen der Quaddel auf geschlossene Linien achtet.

Bei der Digitalisierung könnte eventuell ein Größenunterschied zwischen den tatsächlich gemessenen Flächen und den digitalisierten Hauttests nach dem Fotokopieren und Einscannen als denkbare Fehlerquelle zustande kommen.

Durch diese mögliche geringfügige Abweichung wird das gemessene Ergebnis aber nicht verzerrt, da die Relation der einzelnen Hautreaktionen zu einander durch diesen Umstand unbeeinflusst bleibt.

Auch bei der Zuordnung der von ImageJ erzeugten Bilder zu den von dem Programm errechneten Werten für die einzelnen Bilder können leicht Übertragungsfehler passieren. Dies macht eine Doppeleingabe mit nachfolgendem Fehlerabgleich unerlässlich, steigert dadurch aber die Kosten der Methode.

5.1.2 Kritik Klinische Überprüfung

5.1.2.1 Gewähltes Testverfahren

Das gewählte Testverfahren ist durch langjährige, wissenschaftliche Anwendung validiert. Allgemein haben Hauttests für die Diagnostik für Sensibilisierungen einen höheren diagnostischen Wert als die Bestimmung des spezifischen IgE oder des totalen IgEs (29).
Der SPT im Besondern ist wegen der Einfachheit der Durchführung dem Intrakutantest überlegen, weist ein niedrigeres Risiko für systemische Reaktionen auf und ist weniger

Diskussion

invasiv, demnach für den Patienten weniger belastend. Er besitzt lediglich eine geringere Sensitivität als der Intrakutantest (66). Für inhalative Allergene ist er deshalb die am häufigsten empfohlene Methode um IgE-vermittelte Sensibilisierungen festzustellen (22, 64).

Mit einer ähnlichen Technik, wie sie in dieser Studie beschrieben wurde, wurden bereits mit Erfolg verschiedene Verdünnungen von Extrakten mittels SPT verglichen, um die relative biologische Aktivität von verschiedenen therapeutischen Extrakten für die sublinguale Immuntherapie zu bestimmen (93).

Im Vergleich zum SPT reflektieren die gemessenen Eigenschaften bei In-vitro-Bestimmungen weder die Fähigkeit des Produktes allergische Symptome auszulösen, wie z. B. die Degranulation von Mastzellen und basophilen Granulozyten, noch das therapeutische Potential eines Produktes, wie es bei Immuntherapien von Bedeutung ist (19).

Es existieren weitere Methoden, die biologische Aktivität zu messen. Der „basophile histamin release test" verwendet den gleichen Mechanismus wie der Hauttest und reflektiert somit die biologische Aktivität eines Allergens genauer. Allerdings ist dieses Testverfahren technisch sehr anspruchsvoll und geht zudem mit einer geringeren Präzision einher, als Antikörperbindungstest wie z. B. der RAST (72, 79). Ein weiterer Versuch die Standardisierung von Allergenprodukten zu verbessern fixiert sich auf der Messung der Konzentration des individuellen Majorallergens (62), welches mit der biologischen Wirkstärke eines Allergens korrelieren soll (45). Dieser Versuch steht im Mittelpunkt des von der Europäischen Union gegründeten Forschungsprojekt CREATE, das zwischen 2001 und 2005 durchgeführt wurde. Allerdings existieren bislang nur Referenzsubstanzen für wenige Allergene (128).

5.1.2.2 Durchführung

Der SPT wurde im des „Centro Médico Siglo XXI" in Mexico City, Mexico von einem medizinisch-technischen Assistenten durchgeführt. Durch diese Monozentrizität und denselben Prüfer sollten interpersonelle Messunterschiede bei der Pricktestung vermieden werden (15). Somit konnte das Problem der Uneinheitlichkeit bei der Durchführung des SPT, wie es laut einer aktuellen Studie in zahlreichen europäischen

Diskussion

Zentren vorkommt, vermieden werden (64). Dennoch könnte die kritischste Fehlerquelle bei der praktischen Durchführung der Markierung der Hautreaktionen auftreten. Es handelt sich dabei um Befunde, die von einem Individuum ermittelt wurden, und bei deren Erhebung menschliche Subjektivität nicht auszuschließen ist.

Die vierfache Auftragung und dreifache Verdünnung der Allergenextrakte in dieser Studie stützt sich auf die Untersuchungen der Nordic Guidelines (91). Aufgrund der Vielzahl der Extrakte und Verdünnungen mussten zwei SPTs bei einem Probanden durchgeführt werden, um die vierfache Auftragung zu gewährleisten. Zudem musste aus demselben Grund der Rücken als Auftragungsort gewählt werden. Aus Sicherheitsgründen wurde jedoch ein Maximum von sechs Extrakten an denselben Patienten getestet. Es traten keine unerwünschten Ereignisse in der Untersuchung auf.

Da es sich um eine natürliche Reaktion des Probanden bei Einbringung der Allergenlösung handelt, können die Reaktionen verschieden ausfallen. Durch die Mehrfachtestung kann jedoch über die Gesamtreaktion des Probanden eine Aussage getroffen werden (45). Auch in dieser Studie variieren die Hautreaktionen der Probanden. Die Streuung der einzelnen Messungen kann aber durch die hohe Anzahl der Messungen vernachlässigt werden (siehe Tabelle A5a-t im Anhang). Die Reproduzierbarkeit der Ergebnisse ist damit bewiesen (siehe Tabelle A5a-t im Anhang) (50).

Da in der Studie nur Patienten eingeschlossen wurden, die saisonale Symptome aufwiesen, muss die Belastung infolgedessen als nicht beeinflussbarer Faktor bei der Entwicklung der Hautreaktionen beim SPT beachtet werden.

Die Präzision bei der Analyse von Quaddeln unter zehn Quadratmillimeter ist sehr ungenau (48). Die Ergebnisse dieser Studie zeigten im Durchschnitt jedoch deutlich höhere Werte als zehn Quadratmillimeter, so dass von einer guten Genauigkeit bei der Analyse ausgegangen werden kann. Nach den Nordic Guidelines sollten 20 Patienten, die klinisch allergisch und kutan reaktiv auf das zu testende Allergen reagieren, vierfach in drei unterschiedlichen Verdünnungen getestet werden (91). Durch Anwendung der Ausschlusskriterien wurde diese Anzahl jedoch mit 19 Patienten um einen Probanden unterschritten (siehe Kapitel 3.2.5).

Diskussion

5.2 Ergebnisse

Die vorliegende Studie hat unter anderem verdeutlicht, dass die zur Diagnostik verwendeten Lösungen eine unterschiedliche Wirkstärke besitzen und somit die Betrachtung von veröffentlichen epidemiologischen Daten über die Diagnostik von Allergien in Amerika und Europa differenzierter betrachtet werden müssen. Zudem konnte ein Umrechnungsfaktor ermittelt werden, der dazu eingesetzt werden könnte, die verwendeten Extrakte im Vergleich zu den US-Extrakten einzuschätzen.

Es lässt sich mit dieser Studie zwar keinen unmittelbaren Rückschluss auf das Ausmaß der Wirksamkeit verschiedener Präparate treffen, doch können die Ergebnisse für den klinisch tätigen Allergologen bei der diagnostischen Entscheidungsfindung zur Feststellung einer Sensibilisierung eines Patienten hilfreich sein, bis die angestrebte Standardisierung von Extrakten herstellerübergreifend und im Hinblick auf die Forschung international erfüllt ist.

Alle Extrakte zeigten eine gute Antwort in Bezug auf die Hautreaktion der Probanden für die konzentrierte und die zwei Verdünnungen, die getestet wurden. Die biologische Aktivität des standardisierten diagnostischen Extrakts des us-amerikanischen Herstellers zeigte signifikant höhere Werte als die Aktivität der drei europäischen Hersteller und des nicht-standardisierten Extraktes aus Mexiko ($p \approx 0.003$; $p \approx 0,009$; $p \approx 0,01$; $p < 0,001$). Die relative Wirkstärke der europäischen Extrakte variierte in ihrer errechneten Wirkstärke von 5.400 bis 6.126 AU/ml in Relation zum US-Extrakt. Bei den mexikanischen Produkten existierte eine Spannweite von 20-70% verglichen mit der US-Referenz (2,099 AU/ml und 7,444AU/ml).

Eine mögliche Erklärung für diese Werte ist die unterschiedliche Standardisierung, die auf beiden Kontinenten angewandt wird. Während die meisten europäischen Hersteller den SPT zur biologischen Standardisierung an 20 hoch oder moderat sensibilisierten Probanden verwenden, um eine „In-House Reference" zu erhalten, wird in den USA der Intrakutantest verwendet, der allgemein eine höhere Sensitivität aufweist, als der SPT (91, 125). In einer vorherigen deutschen Studie, die unterschiedliche diagnostische und therapeutische Timothy-Extrakte mittels In-vitro-Methoden von diversen europäischen

Diskussion

Herstellern verglich, erzielte das Extrakt von HAL-Allergy die signifikant höchsten Werte (114). Dieser Hersteller standardisiert seine Extrakte wie in den USA üblich mit dem Intrakutantest. Dieses Studienergebnis würde die vorher genannte Vermutung erhärten. Zudem könnte dieser Umstand erklären, warum die biologische Aktivität des Mex1 Extraktes sich nicht signifikant von der US-Referenzsubstanz unterscheidet, da es sich bei diesem Extrakt um das Material vom selben Anbieter handelt, wie auch das Material aus den Vereinigten Staaten und auch dementsprechend standardisiert worden ist.

Immer ist auch zu beachten, dass die Standardisierung der Diagnoselösungen an Individuen im eigenen Land durchgeführt wird. Das bedeutet, dass es wahrscheinlich ist, dass Amerikaner anders auf eine Allergenlösung reagieren als Europäer, da sie auch einer anderen Umwelt ausgesetzt sind. Dieser Umstand kann dazu beitragen, dass die getesteten Individuen eine unterschiedliche Sensibilisierung erfahren haben oder auch genetisch andere Prädispositionen aufweisen.

Unterschiedlich ist auch der Grad der Sensibilisierung. Während in den USA hoch sensibilisierte Patienten ausgewählt werden um die Referenzsubstanz zu entwickeln, werden in Europa hoch oder moderat sensibilisierte Personen getestet (91, 125). Zudem wird in den USA eine bereits erhältliche Allergenlösung verwendet, die durch diese Substanz erzeugte Summe der Quaddel bei den Patienten berechnet wird und auf jene Verdünnung heruntergerechnet, die einen durchschnittlichen Durchmesser von 50 mm erzeugen würde. Die Zuteilung zu den bioäquivalenten Einheiten erfolgt willkürlich (91, 125). Diese Handhabung unterscheidet sich deutlich von der nordischen Methode, die Histamin in einer definierten Konzentration als Referenz verwendet (91). Es ist somit nicht als überraschend zu werten, dass die Allergenlösungen, die zur Diagnose verwendet werden, eine so unterschiedliche Potenz aufweisen, da sie nicht auf ähnlichen Grundlagen zur Standardisierung basieren.

5.3 Vergleich mit anderen Studien

Es wurden bislang wenige Studien durchgeführt, die die Wirkstärke von verschiedenen kommerziell erhältlichen Allergenextrakten mittels des SPT untersucht haben. Die wenigen nachfolgend aufgeführten zeigen jedoch aussagekräftige Ergebnisse. Mösges et

Diskussion

al. verglichen Allergenlösungen für die sublinguale Immuntherapie und stellten signifikante Unterschiede zwischen den untersuchten Extrakten heraus (93). Auch in einer aktuellen Studie von Rossi et al. wurden verschiedene Lösungen zur sublingualen Immuntherapie mittels des SPT untersucht. Es zeigte sich, dass die Hautreaktion signifikant zwischen den Extrakten variierte (112). Auch Sander et al. analysierten wie in der vorliegenden Studie Diagnoselösungen, aber ebenso wie Mösges et al. und Rossi et al. zusätzlich Lösungen für die sublinguale Immuntherapie. Sie wählten als Vergleichsverfahren das ELISA-Verfahren sowie darüber hinaus den Immunoblot und die Sulfate-Polyacrylamidgel-Elektrophorese (SDS-PAGE). Gleichermaßen wie die anderen Wissenschaftler stellten auch sie bedeutende Unterschiede zwischen den Präparaten fest. Sie entdeckten einen großen Unterschied der Protein und –Allergengehalte (114).

Hohe Variationen, wie sie die Ergebnisse dieser Arbeit zwischen den verschiedenen Allergenextrakten zeigen, wurden ebenso durch weitere Wissenschaftler ermittelt. Duffor et al. untersuchten das Allergen Ole e 1/Ole e ratio in verschieden Chargen des Olivepollenextraktes mittels ELISAs und fanden Variationen von Konzentrationen bei Ole e 1 von bis zum 25fachen und bei Ole e 9 von bis zum 161fachen. Dazu wurde teilweise ein bis zu 10facher Unterschied in der biologischen Aktivität gemessen. Diese Extrakte wurden in der Immuntherapie von Patienten verwendet und lösten teilweise schwerwiegende unerwünschte Ereignisse aus (53). Sicherheits-Äquivalenz-Daten zeigen, dass ein vierfacher Anstieg der Allergenkonzentration mit einer fünf bis zehnprozentigem Zunahme von unerwünschten Ereignissen assoziiert ist (119). Die Vermeidung von Nebenwirkungen oder zumindest die Reduzierung des Risikos ist ein weiterer Grund, der den Bedarf nach Standardisierung unterstreicht.

Studien die die Spezifität und Sensitivität von verschiedenen SPT-Diagnoselösungen prüften stellten ebenfalls bedeutsame Unterschiede zwischen den einzelnen Herstellern fest. Van Kampen et al. entdecken bei ihrer Untersuchung von Roggen und Weizenallergenlösungen mittels des SPT Unterschiede von 31-96% in der Sensitivität und 74-100% bezüglich der Spezifität. (126). Das gleiche Allergen untersuchten auch Sanders et al. und stellten ebenfalls bei der Sensitivität Unterschiede von 40-67% und zwischen 86-100% bei der Spezifität fest (115). Auch Bernadini et al. fanden Abweichungen bei drei Verschiedenen Herstellern von Diagnoselösungen des Latexallergens bei der Sensitivität von 65-96% und bei der Spezifität von 88-94% (21).

Diskussion

Diese Ergebnisse unterstreichen den enormen Unterschied der Qualität des SPT (bzw. des Youden Indexes, durch den diese Qualität berechnet werden kann), je nachdem, welche Lösung von welchem Hersteller verwendet wird. In einer Vorgängerstudie wurden bereits europäische und mexikanische Allergenextrakte mit denen der FDA aus den USA verglichen, allerdings mittels des In-vitro-Verfahrens ELISA. Bereits dort konnte man erkennen, dass die europäischen Lösungen nur 36 bis 44% der Wirkstärken von Produkten der FDA aufwiesen (81). Auch in dieser Studie wiesen die errechneten AU pro ml der europäischen Allergenlösungen einen signifikant geringeren Wert im Vergleich zu der Referenzsubstanz aus den USA aus. Demnach zeigt sich die vorher in-vitro ermittelte Wirkstärkendifferenz auch im In-vivo-Vergleich, wenn auch mit höheren Prozentzahlen (55 bis 61% siehe Tabelle 5).

5.4 Ausblick

Die Beobachtungen in dieser Studie führen zu der Frage, welche Konzentration ideal für ein diagnostisches Präparat ist. Es muss ein Gleichgewicht zwischen Sensitivität und Spezifität gefunden werden, um die optimale Diagnoselösung zu erhalten. Dieses Gleichgewicht kann aber verschieden sein, je nachdem, in welchem Kontext es angewandt wird. Der Vorhersagewert eines diagnostischen Produkts variiert z. B. im Verhältnis zu den richtig-positiven Testergebnissen in der untersuchten Bevölkerung.
Eine stärkere Allergenlösung, wie sie im Vergleich in den USA verwendet wird, hat eine höhere Sensitivität, aber möglicherweise auch eine beträchtliche Anzahl an falsch-positiven Ergebnissen. In epidemiologischen Studien, in denen Untersucher einen hohen positiven prädiktiven Wert anstreben und eine niedrige Zahl von übersehenden Patienten, kann es sinnvoll sein, diese Art von Extrakt zu verwenden.

In einer Vorauswahl von Patienten in der Praxis des Hausarztes oder der Klinik, kann die Spezifität eines Test wichtiger sein, um z. B. Überbehandlung zu verhindern. Somit ist es zweckmäßig eine Prüfsubstanz zu nutzen, die eine niedrigere Wirkstärke aufweist.

Die hier präsentierten Ergebnisse machen den Bedarf einer Folgeuntersuchung um die optimale diagnostische Dosis von Allergenextrakten zu finden, deutlich, da es wichtig für den Anwender einer diagnostischen Lösung ist, ob die Lösung eher eine hohe Spezifität oder eine hohe Sensitivität aufweist. Es wäre entscheidend zu untersuchen,

Diskussion

wie viele Patienten weniger positiv getestet werden, wenn die Konzentration z. B. von 10.000 AU/ml (wie in dieser Studie die Lösung aus den USA) auf z. B. 5.000 AU/ml gesenkt würde. Möglicherweise würden dann die epidemiologischen Daten bezüglich der Sensibilisierungsprävalenz in den USA und Europa neu eingeschätzt werden müssen.

Es wäre von entscheidender Bedeutung ein Allergenextrakt zu finden, dass im Zusammenhang mit der zu untersuchten Bevölkerung die höchste diagnostische Korrektheit aufweist, aber trotzdem mit anderen Populationen durch die Verwendung eines standardisierten Extraktes vergleichbar ist. Wobei immer auch beachtet werden muss, dass auch der durchführende Tester mit seiner Erfahrung und seinen Fähigkeiten die Ergebnisse beeinflussen kann.

Diese Umstände machen genaue SOPs für die Durchführung von SPTs und auch für die Notwendigkeit von vergleichbaren Referenzsubstanzen deutlich.

Zudem sollte in einer Untersuchung die Hauttest-Reaktivität mit anderen alternativen Standards der Allergiediagnostiktestung wie der Provokationstestung des Zielorgans (wie z. B. dem nasalen Provokationstest) verglichen werden. Darüber hinaus verlangen die Ergebnisse dieser Studie nach weiteren Vergleichen, einschließlich Allergenextrakten von anderen bekannten europäischen Herstellern wie HAL-Allergy, Stallergènes und Allergopharma, um ein komplettes Bild der erhältlichen Allergene aus Europa zu erhalten. Zudem könnte dieses Verfahren genutzt werden, um weitere Allergene, wie Pollen, Gräser, Bäume, Katzen oder Hunde zu testen.

Das WHO-Positionspapier, die Amerikanische Gesellschaft für Allergologie, Asthma und Immunologie und auch die Europäische Akademie der Allergie und klinischen Immunologie empfehlen eine Standardisierung aller allergenen Vakzine bezüglich ihrer totalen Allergenpotenz, ihrer biologischen Aktivität und ihrem Majorallergen gemessen in Maßeinheiten (6, 27, 50). Es zeigt sich, dass der Majorallergengehalt gut mit der biologischen Wirksamkeit korreliert (24, 86, 124). Diesen Umstand nahm die CREATE-Projekt zum Anlass die Referenzsubstanzen mittels des ELISAs zu kreieren (128).

Ein ideales Verfahren aber, um ein Allergenextrakt zu testen, existiert nicht, da keines der auf dem Markt befindlichen und zur Diagnose verwendeten Verfahren sowohl die Komposition wie auch die funktionalen Eigenschaften eines Allergens misst. Sinnvoll wäre deshalb nicht nur eine Testung mittels des SPTs oder Provokationstestungen,

Diskussion

sondern eine Kombination aus In-vivo- und In-vitro-Verfahren, um so die Vorteile beider Verfahren zu nutzen und die Nachteile auszugleichen.

Europäische und us-amerikanische HDM Extrakte zu vergleichen ist notwendig, da die mögliche effektive Dosis für das Allergen HDM bei subkutanen Immunotherapien wie es in dem „Practice Parameters on Immunotherapy update" beschrieben wird, hauptsächlich auf europäischen Untersuchungen basiert (1).

Aufgrund dieser globalen Beeinflussung und auch der immer mobiler werden Bevölkerungen, wird es in Zukunft immer mehr Bedarf für internationale Standardisierung geben, um Anforderungen in diesem Bereich der allergologischen Forschung gerecht zu werden.

6. Zusammenfassung

In den USA werden Allergenextrakte angewandt, die sich in ihrer biologischen Aktivität von denen in anderen Teilen der Welt unterscheiden. Ein In-vivo-Vergleich zwischen europäischen und amerikanischen Extrakten, der dies belegen könnte, wurde bislang nicht durchgeführt. Primärziel dieser Studie war es, für diesen Vergleich ein computergestütztes, objektives und gut reproduzierbares Verfahren zu entwickeln und klinisch zu validieren. Es sollte schnell und zuverlässig den Vergleich von Allergenlösungen ermöglichen und somit bei der Standardisierung von Allergenextrakten Anwendung finden können. Der Vergleich wurde mittels des Hauttests (international als „Skin Prick Test" bekannt) an 19 Patienten in einer doppelblinden, randomisierten Studie mit verschiedenen Konzentrationen des Hausstaubmilben-Allergens „Dermatophagoides pterynissinus" angestellt. Es wurden sechs diagnostische Extrakte in konzentrierter und zweifach verdünnter Form vierfach appliziert, untersucht und verglichen. Dabei stellte die US-Lösung mit einer Wirkstärke von 10.000 AU/ml (bzw. 5.000 und 2.500 AU/ml) die Referenzsubstanz dar. Diese wurde mit einem us-mexikanischen, einem mexikanischen und drei weiteren in Europa von führenden Herstellern angebotenen Allergendiagnoselösungen verglichen.

Die biologische Aktivität der konzentrierten Referenzsubstanz zeigte signifikant höhere Werte als die Aktivität der drei europäischen Hersteller und des nicht standardisierten Extraktes aus Mexiko (P=0,003; P=0,009; P=0,01; P<0,001). Die europäischen Extrakte variierten in ihrer errechneten Wirkstärke von 5.401 bis 6.126 AU/ml in Relation zu den 10.000 AU/ml des US-Extraktes. Die mexikanischen Extrakte wiesen als konzentrierte Lösung eine Spannweite von 20%-70% verglichen mit der US-Referenz auf.

Die zwei Verdünnungen der Extrakte entsprachen dem Ergebnis der konzentrierten Allergenlösungen.

Die vorliegende Studie hat unter anderem verdeutlicht, dass die zur Diagnostik angewandten Lösungen eine unterschiedliche Wirkstärke besitzen und somit die Betrachtung von veröffentlichen, epidemiologischen Daten über die Diagnostik von Allergien in Amerika und Europa differenzierter betrachtet werden müssen. Zudem konnte ein Umrechnungsfaktor ermittelt werden, der dazu eingesetzt werden könnte, die verwendeten Extrakte in Relation zu den US-Extrakten einzuschätzen.

Das Verfahren zeigt gut reproduzierbare Ergebnisse und kann dazu verwendet werden, weitere Präparate miteinander zu vergleichen.

7. Literaturverzeichnis

1.   Allergen immunotherapy: a practice parameter second update. *J Allergy Clin Immunol* 120: S25-85, 2007.
2.   Allergen nomenclature. WHO/IUS Allergen Nomenclature Subcommittee World Health Organization, Geneva, Switzerland. *Clin Exp Allergy* 25: 27-37, 1995.
3.   Directive 2001/82/EC of the European Parliament and the Council on the Community code relating to medicinal products for human use. *OJ* 311: 67-122, 2004.
4.   ImageJ http://rsb.info.nih.gov/ij/. [30.03.2010, 2010].
5.   Monograph on allergen products. *In: European Pharmacopoeia, 3rd ed Strasbourg: Council of Europe* 1063, 1997.
6.   The use of standardized allergen extracts. American Academy of Allergy, Asthma and Immunology (AAAAI). *J Allergy Clin Immunol* 99: 583-586, 1997.
7.   (EDQM): EDftQoM. Monograph on allergen products. *In: European Pharmacopoeia, 3rd ed Strasbourg: Council of Europe* 1063, 1997.
8.   Aalberse RC. Structural biology of allergens. *J Allergy Clin Immunol* 106: 228-238, 2000.
9.   Aas K, and Belin L. Suggestions for biologic qualitative testing and standardization of allergen extracts. *Acta Allergol* 29: 238-240, 1974.
10. Agency. EME. Note for guidance on allergen products. . *London, CPMP/BWP/243/96* 1996.
11. Ait-Khaled N, Pearce N, Anderson HR, Ellwood P, Montefort S, and Shah J. Global map of the prevalence of symptoms of rhinoconjunctivitis in children: The International Study of Asthma and Allergies in Childhood (ISAAC) Phase Three. *Allergy* 64: 123-148, 2009.
12. Arbes SJ, Jr., Cohn RD, Yin M, Muilenberg ML, Burge HA, Friedman W, and Zeldin DC. House dust mite allergen in US beds: results from the First National Survey of Lead and Allergens in Housing. *J Allergy Clin Immunol* 111: 408-414, 2003.
13. Bachert C, Borchard U, Wedi B, Klimek L, Rasp G, Riechelmann H, Schultze-Werninghaus G, Wahn U, and Ring J. Allergische

Literaturverzeichnis

RhinokonjunktivitisLeitlinie der DGAI in Abstimmung mit der DDG. *Journal der Deutschen Dermatologischen Gesellschaft* 4: 264-275, 2006.

14. Bachert C, Borchard U, Wedi B, Klimek L, Rasp G, Riechelmann H, Schultze-Werninghaus G, Wahn U, and Ring J. Leitlinie der DGAI zur allergischen Rhinokonjunktivitis: Interdisziplinäre Arbeitsgruppe Allergische Rhinitis der Sektion HNO der DGAI= Guidelines of the DGAI on allergic rhinoconjunctivitis. *Allergologie* 26: 147-162, 2003.

15. Basomba A, Sastre A, Pelaez A, Romar A, Campos A, and Garcia-Villalmanzo A. Standardization of the prick test. A comparative study of three methods. *Allergy* 40: 395-399, 1985.

16. Bauchau V, and Durham SR. Prevalence and rate of diagnosis of allergic rhinitis in Europe. *Eur Respir J* 24: 758-764, 2004.

17. Becker D SJ. *Hauttests. In: Saloga, J. Klimek L, Buhl R, Mann W, Knop J: Allergologie-Handbuch; Grundlagen und klinische Praxis 1. Auflage. Stuttgart, S. 223-238.* 2006.

18. Becker W-M SJ. *Inhalationsallergene: Allgemeine Übersicht. In: Saloga J, Klimek L, Buhl R, Mann W, Knop J: Allergologie-Handbuch; Grundlagen und klinische Praxis 1. Auflage. Stuttgart, S. 112.* Stuttgart: Schattauer GmbH, 2006, p. 112.

19. Becker W, Vogel L, and Vieths S. Standardization of allergen extracts for immunotherapy. where do we stand? *Current opinion in allergy and clinical immunology* 6: 470, 2006.

20. Bendiner E. Baron von Pirquet: the aristocrat who discovered and defined allergy. *Hosp Pract (Off Ed)* 16: 137, 141, 144 passim, 1981.

21. Bernardini R, Pucci N, Azzari C, Novembre E, De Martino M, and Milani M. Sensitivity and specificity of different skin prick tests with latex extracts in pediatric patients with suspected natural rubber latex allergy--a cohort study. *Pediatr Allergy Immunol* 19: 315-318, 2008.

22. Bernstein IL, Li JT, Bernstein DI, Hamilton R, Spector SL, Tan R, Sicherer S, Golden DB, Khan DA, Nicklas RA, Portnoy JM, Blessing-Moore J, Cox L, Lang DM, Oppenheimer J, Randolph CC, Schuller DE, Tilles SA, Wallace DV, Levetin E, and Weber R. Allergy diagnostic testing: an updated practice parameter. *Ann Allergy Asthma Immunol* 100: S1-148, 2008.

Literaturverzeichnis

23. Boccagni P, Favari F, Zanoni G, Pezzini A, and Tridente G. Comparison of four in vitro assays for specific IgE detection. *Int J Clin Lab Res* 24: 102-105, 1994.

24. Boluda L, Casanovas M, Prieto J, and Fernandez-Caldas E. Determinations of Par j 1 by a competitive enzyme immunoassay using human specific IgE and IgG. Validation by skin prick testing. *J Investig Allergol Clin Immunol* 8: 207-213, 1998.

25. Borghesan F, Bernardi D, and Plebani M. In vivo and in vitro allergy diagnostics: it's time to re-appraise the costs. *Clin Chem Lab Med* 45: 391-395, 2007.

26. Bousquet J, Khaltaev N, Cruz AA, Denburg J, Fokkens WJ, Togias A, Zuberbier T, Baena-Cagnani CE, Canonica GW, van Weel C, Agache I, Ait-Khaled N, Bachert C, Blaiss MS, Bonini S, Boulet LP, Bousquet PJ, Camargos P, Carlsen KH, Chen Y, Custovic A, Dahl R, Demoly P, Douagui H, Durham SR, van Wijk RG, Kalayci O, Kaliner MA, Kim YY, Kowalski ML, Kuna P, Le LT, Lemiere C, Li J, Lockey RF, Mavale-Manuel S, Meltzer EO, Mohammad Y, Mullol J, Naclerio R, O'Hehir RE, Ohta K, Ouedraogo S, Palkonen S, Papadopoulos N, Passalacqua G, Pawankar R, Popov TA, Rabe KF, Rosado-Pinto J, Scadding GK, Simons FE, Toskala E, Valovirta E, van Cauwenberge P, Wang DY, Wickman M, Yawn BP, Yorgancioglu A, Yusuf OM, Zar H, Annesi-Maesano I, Bateman ED, Ben Kheder A, Boakye DA, Bouchard J, Burney P, Busse WW, Chan-Yeung M, Chavannes NH, Chuchalin A, Dolen WK, Emuzyte R, Grouse L, Humbert M, Jackson C, Johnston SL, Keith PK, Kemp JP, Klossek JM, Larenas-Linnemann D, Lipworth B, Malo JL, Marshall GD, Naspitz C, Nekam K, Niggemann B, Nizankowska-Mogilnicka E, Okamoto Y, Orru MP, Potter P, Price D, Stoloff SW, Vandenplas O, Viegi G, and Williams D. Allergic Rhinitis and its Impact on Asthma (ARIA) 2008 update (in collaboration with the World Health Organization, GA(2)LEN and AllerGen). *Allergy* 63 Suppl 86: 8-160, 2008.

27. Bousquet J, Lockey R, and Malling HJ. Allergen immunotherapy: therapeutic vaccines for allergic diseases. A WHO position paper. *J Allergy Clin Immunol* 102: 558-562, 1998.

28. Bousquet J, Van Cauwenberge P, and Khaltaev N. Allergic rhinitis and its impact on asthma. *J Allergy Clin Immunol* 108: S147-334, 2001.

29. Brand PL, Kerstjens HA, Jansen HM, Kauffman HF, and de Monchy JG. Interpretation of skin tests to house dust mite and relationship to other allergy

parameters in patients with asthma and chronic obstructive pulmonary disease. The Dutch CNSLD Study Group. *J Allergy Clin Immunol* 91: 560-570, 1993.

30. Breiteneder H, and Ebner C. Molecular and biochemical classification of plant-derived food allergens. *J Allergy Clin Immunol* 106: 27-36, 2000.

31. Brozek JL, Bousquet J, Baena-Cagnani CE, Bonini S, Canonica GW, Casale TB, van Wijk RG, Ohta K, Zuberbier T, and Schunemann HJ. Allergic Rhinitis and its Impact on Asthma (ARIA) guidelines: 2010 revision. *J Allergy Clin Immunol* 126: 466-476, 2010.

32. Burney P, Malmberg E, Chinn S, Jarvis D, Luczynska C, and Lai E. The distribution of total and specific serum IgE in the European Community Respiratory Health Survey. *J Allergy Clin Immunol* 99: 314-322, 1997.

33. Carr W, Martin B, Howard R, Cox L, and Borish L. Comparison of test devices for skin prick testing. *Journal of Allergy and Clinical Immunology* 116: 341-346, 2005.

34. Chan-Yeung M, Becker A, Lam J, Dimich-Ward H, Ferguson A, Warren P, Simons E, Broder I, and Manfreda J. House dust mite allergen levels in two cities in Canada: effects of season, humidity, city and home characteristics. *Clin Exp Allergy* 25: 240-246, 1995.

35. Coca A, and Cooke R. On the classification of the phenomena of hypersensitiveness. *J Immunol* 8: 163-182, 1923.

36. Colas C, Monzon S, Venturini M, and Lezaun A. Double-blind, placebo-controlled study with a modified therapeutic vaccine of Salsola kali (Russian thistle) administered through use of a cluster schedule. *J Allergy Clin Immunol* 117: 810-816, 2006.

37. Corry DB, and Kheradmand F. Induction and regulation of the IgE response. *Nature* 402: B18-23, 1999.

38. Cox L. Standardized allergen extracts: past, present and future. *Expert Rev Clin Immunol* 1: 579-588, 2005.

39. Crobach MJ, Kaptein AA, Kramps JA, Hermans J, Ridderikhoff J, and Mulder JD. The Phadiatop test compared with RAST, with the CAP system; proposal for a third Phadiatop outcome: "inconclusive". *Allergy* 49: 170-176, 1994.

40. Custovic A, Taggart SC, and Woodcock A. House dust mite and cat allergen in different indoor environments. *Clin Exp Allergy* 24: 1164-1168, 1994.

Literaturverzeichnis

41. Directive C. 98/79/EC of the European Parliament and of the Council of 27 October 1998 on in vitro diagnostic medical devices. *Official Journal of the European Union L* 331.

42. Dolen WK. Skin testing and immunoassays for allergen-specific IgE. *Clin Rev Allergy Immunol* 21: 229-239, 2001.

43. Dolovich J, Hargreave FE, Chalmers R, Shier KJ, Gauldie J, and Bienenstock J. Late cutaneous allergic responses in isolated IgE-dependent reactions. *J Allergy Clin Immunol* 52: 38-46, 1973.

44. Drazen JM, Israel E, and O'Byrne PM. Treatment of asthma with drugs modifying the leukotriene pathway. *N Engl J Med* 340: 197-206, 1999.

45. Dreborg S. The skin prick test in the diagnosis of atopic allergy. *J Am Acad Dermatol* 21: 820-821, 1989.

46. Dreborg S. The skin prick test. Methodological studies and clinical applications. *Liköping University Medical Dissertation Vol 239 Uppsala Schweden: Krokodilen, S 1-41* 1987.

47. Dreborg S. Standardization of allergenic preparations by in vitro and in vivo methods. *Allergy* 48: 63-70, 1993.

48. Dreborg S, Basomba A, Belin L, Durham S, Einarsson N, Eriksson NE, Frostad AB, Grimmer O, Halvorson R, and Holgersson M. Biological equilibration of allergen preparations: methodological aspects and reproducibility. *Clin Allergy* 17: 537-550, 1987.

49. Dreborg S, and Einarsson R. The major allergen content of allergenic preparations reflect their biological activity. *Allergy* 47: 418-423, 1992.

50. Dreborg S, and Frew A. Allergen standardization and skin tests: EAACI position paper. *Allergy* 48: 49-82, 1993.

51. Dreborg S, and Frew A. Position paper: Immunotherapy. (EAACI) The European Academy of Allergology and Clinical Immunology. *Allergy* 48: 48-82, 1993.

52. Dreborg S, Holgersson M, Nilsson G, and Zetterström O. Dose response relationship of allergen, histamine, and histamine releasers in skin prick test and precision of the skin prick test method. *Allergy* 42: 117-125, 1987.

53. Duffort O, Palomares O, Lombardero M, Villalba M, Barber D, Rodriguez R, and Polo F. Variability of Ole e 9 allergen in olive pollen extracts: relevance of

minor allergens in immunotherapy treatments. *Int Arch Allergy Immunol* 140: 131-138, 2006.

54.   Ebner C, Schenk S, Najafian N, Siemann U, Steiner R, Fischer GW, Hoffmann K, Szepfalusi Z, Scheiner O, and Kraft D. Nonallergic individuals recognize the same T cell epitopes of Bet v 1, the major birch pollen allergen, as atopic patients. *J Immunol* 154: 1932-1940, 1995.

55.   European Medicines Evaluation Agency. London. Guideline for Good Clinical Practice. ICHTopic E 6 (R1) CPMP/ICH/135/95. 2002.

56.   Fernandez-Rivas M, Aalbers M, Fotisch K, de Heer P, Notten S, Vieths S, and van Ree R. Immune reactivity of candidate reference materials. *Arb Paul Ehrlich Inst Bundesamt Sera Impfstoffe Frankf A M* 84-88; discussion 88-90, 100-104, 2006.

57.   Galli SJ, Tsai M, and Piliponsky AM. The development of allergic inflammation. *Nature* 454: 445-454, 2008.

58.   Gallucci S, and Matzinger P. Danger signals: SOS to the immune system. *Curr Opin Immunol* 13: 114-119, 2001.

59.   Gell PC, RRA. Clinical aspects of immunology. *2nd edOxford: Blackwell* 575-596, 1968.

60.   Gordon BR. Patch testing for allergies. *Curr Opin Otolaryngol Head Neck Surg* 18: 191-194, 2010.

61.   Gordon S, Jones MG, Tee RD, and Newman Taylor AJ. Review: the biochemistry of common aeroallergens. C. A. Stewart and P. J. Thompson, September 1996; 26;1020-44. *Clin Exp Allergy* 27: 714-715, 1997.

62.   Grier TJ, Hazelhurst DM, Duncan EA, West TK, and Esch RE. Major allergen measurements: sources of variability, validation, quality assurance, and utility for laboratories, manufacturers, and clinics. *Allergy Asthma Proc* 23: 125-131, 2002.

63.   Heinzerling L, Frew AJ, Bindslev-Jensen C, Bonini S, Bousquet J, Bresciani M, Carlsen KH, van Cauwenberge P, Darsow U, Fokkens WJ, Haahtela T, van Hoecke H, Jessberger B, Kowalski ML, Kopp T, Lahoz CN, Lodrup Carlsen KC, Papadopoulos NG, Ring J, Schmid-Grendelmeier P, Vignola AM, Wohrl S, and Zuberbier T. Standard skin prick testing and sensitization to inhalant allergens across Europe--a survey from the GALEN network. *Allergy* 60: 1287-1300, 2005.

64. Heinzerling LM, Burbach GJ, Edenharter G, Bachert C, Bindslev-Jensen C, Bonini S, Bousquet J, Bousquet-Rouanet L, Bousquet PJ, Bresciani M, Bruno A, Burney P, Canonica GW, Darsow U, Demoly P, Durham S, Fokkens WJ, Giavi S, Gjomarkaj M, Gramiccioni C, Haahtela T, Kowalski ML, Magyar P, Murakozi G, Orosz M, Papadopoulos NG, Rohnelt C, Stingl G, Todo-Bom A, von Mutius E, Wiesner A, Wohrl S, and Zuberbier T. GA(2)LEN skin test study I: GA(2)LEN harmonization of skin prick testing: novel sensitization patterns for inhalant allergens in Europe. *Allergy* **64**: 1498-1506, 2009.

65. Hendrick D, Davies R, D'souza M, and Pepys J. An analysis of skin prick test reactions in 656 asthmatic patients. *British Medical Journal* **30**: 2, 1975.

66. Henzgen M, Ballmer-Weber B, Erdmann S, Fuchs T, Kleine-Tebbe J, Lepp U, Niggemann B, Raithel M, Reese I, and Saloga J. Hauttestungen mit Nahrungsmittelallergenen. *Journal der Deutschen Dermatologischen Gesellschaft* **6**: 2008.

67. Holt PG, Macaubas C, Stumbles PA, and Sly PD. The role of allergy in the development of asthma. *Nature* **402**: B12-17, 1999.

68. Hordle DA, Mehta V, Tomensen B, and Wainscott G. Development of the skin prick test for allergen assay. *J Immunol Methods* **75**: 369-382, 1984.

69. Johansson SG, Bieber T, Dahl R, Friedmann PS, Lanier BQ, Lockey RF, Motala C, Ortega Martell JA, Platts-Mills TA, Ring J, Thien F, Van Cauwenberge P, and Williams HC. Revised nomenclature for allergy for global use: Report of the Nomenclature Review Committee of the World Allergy Organization, October 2003. *J Allergy Clin Immunol* **113**: 832-836, 2004.

70. Johansson SG, Hourihane JO, Bousquet J, Bruijnzeel-Koomen C, Dreborg S, Haahtela T, Kowalski ML, Mygind N, Ring J, van Cauwenberge P, van Hage-Hamsten M, and Wuthrich B. A revised nomenclature for allergy. An EAACI position statement from the EAACI nomenclature task force. *Allergy* **56**: 813-824, 2001.

71. Jones N. Allergic rhinitis: aetiology, predisposing and risk factors. *Rhinology* **42**: 49-56, 2004.

72. Kaul S, Lüttkopf D, Kastner B, Vogel L, Höltz G, Vieths S, and Hoffmann A. Mediator release assays based on human or murine immunoglobulin E in allergen standardization. *Clinical & Experimental Allergy* **37**: 141-150, 2007.

Literaturverzeichnis

73. Kay AB. Allergy and allergic diseases. First of two parts. *N Engl J Med* 344: 30-37, 2001.

74. Kemeny DM, Urbanek R, Ewan P, McHugh S, Richards D, Patel S, and Lessof MH. The subclass of IgG antibody in allergic disease: II. The IgG subclass of antibodies produced following natural exposure to dust mite and grass pollen in atopic and non-atopic individuals. *Clin Exp Allergy* 19: 545-549, 1989.

75. Kersten W, von Wahl P-G, Lange C, and Wenning J. Empfehlungen zur In-vitro-Diagnostik allergischer Erkrankungen. *Allergo J* 9: 21-24, 2000.

76. King TP, Hoffman D, Lowenstein H, Marsh DG, Platts-Mills TA, and Thomas W. Allergen nomenclature. *Allergy* 50: 765-774, 1995.

77. Kjellman NI. Atopic disease in seven-year-old children. Incidence in relation to family history. *Acta Paediatr Scand* 66: 465-471, 1977.

78. Kleine-Tebbe J, Bergmann K-C, F. F, Fuchs T, Jung K, Klimek L, Kühr J, Lässig W, Lepp U, Niggemann B, Rakoski J, Rebien W, Renz H, Saloga J, Simon J, Sitter H, Virchow C, and Worm M. Die spezifische Immuntherapie (Hyposensibilisierung) bei IgE-vermittelten allergischen Erkrankungen. *Allergo J* 56-74, 2006.

79. Kleine Budde I, de Heer PG, van der Zee JS, and Aalberse RC. The stripped basophil histamine release bioassay as a tool for the detection of allergen-specific IgE in serum. *Int Arch Allergy Immunol* 126: 277-285, 2001.

80. Larenas-Linnemann D, and Cox LS. European allergen extract units and potency: review of available information. *Ann Allergy Asthma Immunol* 100: 137-145, 2008.

81. Larenas-Linnemann D, Esch RE, Guidos-Fogelbach G, and Rodriguez-Perez N. A comparison of in vitro potency between European and Mexican allergen extracts and US (CBER/FDA) reference extracts. *Allergol Immunopathol (Madr)* 38: 170-173, 2010.

82. Larenas Linnemann D, Fogelbach GA, and Cruz AA. [Practice patterns in Mexican allergologists about skin tests with allergens during 2005-2006]. *Rev Alerg Mex* 55: 10-17, 2008.

83. Larsen JN, and Dreborg S. Standardization of allergen extracts. *Methods Mol Med* 138: 133-145, 2008.

Literaturverzeichnis

84. Lintner TJ, and Brame KA. The effects of season, climate, and air-conditioning on the prevalence of Dermatophagoides mite allergens in household dust. *J Allergy Clin Immunol* 91: 862-867, 1993.

85. Lockey R, Slater J, Esch E. editor. *Preparation of standardization of allergen extracts.* Mosby Company, MO, USA, 2003, p. 573-584.

86. Lombardero M, Quirce S, Duffort O, Barber D, Carpizo J, Chamorro M, Lezaun A, and Carreira J. Monoclonal antibodies against Olea europaea major allergen: allergenic activity of affinity-purified allergen and depleted extract and development of a radioimmunoassay for the quantitation of the allergen. *Journal of Allergy and Clinical Immunology* 89: 884-894, 1992.

87. London EMEA. Guideline for Good Clinical Practice. *ICHTopic E 6 (R1) CPMP/ICH/135/95*, 2002.

88. Lowenstein H editor. *Allergen Standardization. The Proceedings of the XII International Congress of Allergology and Clinical Immunology.* Mosby Company, MO, USA, 1986, p. 299-303.

89. Marcucci F, Sensi L, Allocca G, Chiarello F, Palleri P, Ugolini E, Di Rienzo A, Castellani S, Incorvaia C, Di Cara G, Puccinelli P, and Frati F. Sublingual immunotherapy: from safety to mechanism of action. *Eur Ann Allergy Clin Immunol* 39: 101-103, 2007.

90. Maurer M. *Allergie vom Soforttyp (Typ I) - Mastzellen und Frühphasenreaktion.* In: Saloga, J. Klimek L, Buhl R, Mann W, Knop J: *Allergologie-Handbuch; Grundlagen und klinische Praxis 1. Auflage.* Stuttgart, S. 70-82. 2006.

91. Medicines NCo. Registration of allergenic preparations. Nordic Guidelines, NLN Publications No. 23. *Uppsala* 1-34, 1989.

92. Meyaard L, Schuitemaker H, and Miedema F. T-cell dysfunction in HIV infection: anergy due to defective antigen-presenting cell function? *Immunol Today* 14: 161-164, 1993.

93. Mosges R, Pasch N, Schlierenkamper U, and Lehmacher W. Comparison of the biological activity of the most common sublingual allergen solutions made by two European manufacturers. *Int Arch Allergy Immunol* 139: 325-329, 2006.

94. Niggemann B, and Beyer K. Diagnostic pitfalls in food allergy in children. *Allergy* 60: 104-107, 2005.

95.   Nordic Council on Medicines. *Registration of allergenic preparations. Nordic Guidelines, NLN Publications No. 23.* Uppsala. 1989, p. 1-34.

96.   Pagani M, Antico A, Cilia M, Calabro D, Poto S, Pecora S, and Burastero SE. Comparison of different diagnostic products for skin prick testing. *Eur Ann Allergy Clin Immunol* 41: 23-31, 2009.

97.   Pauli G, de Blay F, Bessot JC, Ott M, and Gries P. The role of mattress bases in the mite infestation of dwellings. *J Allergy Clin Immunol* 99: 261-263, 1997.

98.   Pauli G, Quoix E, Hedelin G, Bessot JC, Ott M, and Dietemann A. Mite allergen content in mattress dust of Dermatophagoides-allergic asthmatics/rhinitics and matched controls. *Clin Exp Allergy* 23: 606-611, 1993.

99.   Pawankar R, Bunnag C, Chen Y, Fukuda T, Kim YY, Le LT, Huong le TT, O'Hehir RE, Ohta K, Vichyanond P, Wang DY, Zhong N, Khaltaev N, and Bousquet J. Allergic rhinitis and its impact on asthma update (ARIA 2008)--western and Asian-Pacific perspective. *Asian Pac J Allergy Immunol* 27: 237-243, 2009.

100. Picado C. Rupatadine: pharmacological profile and its use in the treatment of allergic disorders. *Expert Opin Pharmacother* 7: 1989-2001, 2006.

101. Platts-Mills TA, Hayden ML, Chapman MD, and Wilkins SR. Seasonal variation in dust mite and grass-pollen allergens in dust from the houses of patients with asthma. *J Allergy Clin Immunol* 79: 781-791, 1987.

102. Platts-Mills TA, Vervloet D, Thomas WR, Aalberse RC, and Chapman MD. Indoor allergens and asthma: report of the Third International Workshop. *J Allergy Clin Immunol* 100: S2-24, 1997.

103. Poulsen L. What makes an allergen more than an allergen? *Clinical & Experimental Allergy* 39: 623-625, 2009.

104. Poulsen LK, Bindslev-Jensen C, and Rihoux JP. Quantitative determination of skin reactivity by two semiautomatic devices for skin prick test area measurements. *Agents Actions* 41 Spec No: C134-135, 1994.

105. Poulsen LK, Liisberg C, Bindslev-Jensen C, and Malling HJ. Precise area determination of skin-prick tests: validation of a scanning device and software for a personal computer. *Clin Exp Allergy* 23: 61-68, 1993.

106. Przybilla B, Rueff F, Fuchs T, Pfeiffer C, Rakoski J, Stolz W, and Vieluf D. Insektengiftallergie. *Allergo J* 13: 186-190, 2003.

107. Pschyrembel W, and Dörner T. Pschyrembel Klinisches Wörterbuch. 260. Aufl. de Gruyter, Berlin, 2004, p. 47.

108. Renz H, Becker W, Bufe A, Kleine-Tebbe J, Raulf-Heimsoth M, Saloga J, Werfel T, and Worm M. In-vitro-Allergiediagnostik. *Allergo J* 11: 492-506, 2002.

109. Roberston I, and Greaves MW. Responses of human skin blood vessels to synthetic histamine analogues. *Br J clin Pharmacol* 5: 319, 1978.

110. Robinson M, and Smart J. Allergy testing and referral in children. *Aust Fam Physician* 37: 210-213, 2008.

111. Romagnani S. Type 1 T helper and type 2 T helper cells: functions, regulation and role in protection and disease. *Int J Clin Lab Res* 21: 152-158, 1991.

112. Rossi R, Monasterolo G, and Passalacqua G. The biological potency of different extracts for sublingual immunotherapy assessed by skin prick tests. *Eur Ann Allergy Clin Immunol* 42: 112-114, 2010.

113. Saloga J. *Allergie vom Soforttyp (Typ I) - antigenpräsentierende Zellen und Lymphozyten. In: Saloga, J. Klimek L, Buhl R, Mann W, Knop J: Allergologie-Handbuch; Grundlagen und klinische Praxis 1. Auflage. Stuttgart, S. 63-70.* 2006.

114. Sander I, Fleischer C, Meurer U, Bruning T, and Raulf-Heimsoth M. Allergen content of grass pollen preparations for skin prick testing and sublingual immunotherapy. *Allergy* 64: 1486-1492, 2009.

115. Sander I, Merget R, Degens PO, Goldscheid N, Bruning T, and Raulf-Heimsoth M. Comparison of wheat and rye flour skin prick test solutions for diagnosis of baker's asthma. *Allergy* 59: 95-98, 2004.

116. Schloss O. A CASE OF ALLEEGY TO COMMON FOODS. *Am J Dis Child* 3: 341-362, 1912.

117. Sears MR, Burrows B, Herbison GP, Holdaway MD, and Flannery EM. Atopy in childhood. II. Relationship to airway responsiveness, hay fever and asthma. *Clin Exp Allergy* 23: 949-956, 1993.

118. Slater JE. Standardized allergen extracts in the United States. *Clin Allergy Immunol* 18: 421-432, 2004.

119. Slater JE, and Pastor RW. The determination of equivalent doses of standardized allergen vaccines. *J Allergy Clin Immunol* 105: 468-474, 2000.

120. Smith DH, Malone DC, Lawson KA, Okamoto LJ, Battista C, and Saunders WB. A national estimate of the economic costs of asthma. *Am J Respir Crit Care Med* 156: 787-793, 1997.

121. Smith H. Buckwheat-poisoning with report of a case in a man. *Arch Int Med* 3: 350-359, 1909.

122. Spieksma FT. Domestic mites from an acarologic perspective. *Allergy* 52: 360-368, 1997.

123. Till S, Durham S, Dickason R, Huston D, Bungre J, Walker S, Robinson D, Kay AB, and Corrigan C. IL-13 production by allergen-stimulated T cells is increased in allergic disease and associated with IL-5 but not IFN-gamma expression. *Immunology* 91: 53-57, 1997.

124. Turkeltaub PC editor. *Allergenic extracts. II. In vivo standardization*. Mosby Company, MO, USA, 1988, p. 388-401.

125. Turkeltaub PC. Biological standardization of allergenic extracts. *Allergol Immunopathol (Madr)* 17: 53-65, 1989.

126. van Kampen V, Merget R, Rabstein S, Sander I, Bruening T, Broding HC, Keller C, Muesken H, Overlack A, Schultze-Werninghaus G, Walusiak J, and Raulf-Heimsoth M. Comparison of wheat and rye flour solutions for skin prick testing: a multi-centre study (Stad 1). *Clin Exp Allergy* 39: 1896-1902, 2009.

127. van Ree R. The CREATE project: EU support for the improvement of allergen standardization in Europe. *Allergy* 59: 571-574, 2004.

128. van Ree R, Chapman MD, Ferreira F, Vieths S, Bryan D, Cromwell O, Villalba M, Durham SR, Becker WM, Aalbers M, Andre C, Barber D, Cistero Bahima A, Custovic A, Didierlaurent A, Dolman C, Dorpema JW, Di Felice G, Eberhardt F, Fernandez Caldas E, Fernandez Rivas M, Fiebig H, Focke M, Fotisch K, Gadermaier G, Das RG, Gonzalez Mancebo E, Himly M, Kinaciyan T, Knulst AC, Kroon AM, Lepp U, Marco FM, Mari A, Moingeon P, Monsalve R, Neubauer A, Notten S, Ooievaar-de Heer P, Pauli G, Pini C, Purohit A, Quiralte J, Rak S, Raulf-Heimsoth M, San Miguel Moncin MM, Simpson B, Tsay A, Vailes L, Wallner M, and Weber B. The CREATE project: development of certified reference materials for allergenic products and validation of methods for their quantification. *Allergy* 63: 310-326, 2008.

129. Wahn U, Bergmann RL, and Nickel R. Early life markers of atopy and asthma. *Clin Exp Allergy* 28 Suppl 1: 20-21;discussion 32-26, 1998.

130. Ying S, Robinson DS, Meng Q, Barata LT, McEuen AR, Buckley MG, Walls AF, Askenase PW, and Kay AB. C-C chemokines in allergen-induced late-phase cutaneous responses in atopic subjects: association of eotaxin with early 6-

Literaturverzeichnis

hour eosinophils, and of eotaxin-2 and monocyte chemoattractant protein-4 with the later 24-hour tissue eosinophilia, and relationship to basophils and other C-C chemokines (monocyte chemoattractant protein-3 and RANTES). *J Immunol* **163: 3976-3984, 1999.**

8. Vorabveröffentlichungen

Larenas-Linnemann D, Matta JJ, Shah-Hosseini K, **Michels A**, Mösges R. Skin prick test evaluation of Dermatophagoides pteronyssinus diagnostic extracts from Europe, Mexico, and the United States. Ann Allergy Asthma Immunol.2010; 104(5):420-425

Anhang

9. Anhang

Abbildungsverzeichnis

Abbildung 1: Immunreaktionstypen (in Anlehnung an (59)) 15
Abbildung 2: Mastzellprodukte und ihre Wirkungen (in Anlehnung an (90)) 18
Abbildung 3: Pricktest (in Anlehnung an (17)) 24
Abbildung 4: Übertragung der Hautreaktionen 39
Abbildung 5: Druckeinstellungen 41
Abbildung 6: Ermittelte Werte der Testberechung für „ImageJ" 42
Abbildung 7: Scannereinstellungen 44
Abbildung 8: Beispielscan 45
Abbildung 9: Editierung mit Adobe Photoshop 6.0 46
Abbildung 10: Nicht berechenbare Scans 47
Abbildung 11: Berechnung der Quaddelgröße mit zugehöriger Abbildung 50
Abbildung 12: Errechnete Daten und dazugehörige Bilder 50
Abbildung 13: Exel-Datei mit den von ImageJ berechneten Werten 51
Abbildung 14: JPEG-Datei der von ImageJ erstellten Abbildung 51
Abbildung 15: Beispiel einer eingescannten Seite des Fallberichtshefts 52
Abbildung 16: Beispiel einer von ImageJ erzeugten Abbildung mit dazugehörigen Zahlen 53
Abbildung 17: Zugeordnete Werte 53
Abbildung 18: Formatierung der von ImageJ errechneten Werte 56
Abbildung 19: Exel-Datei mit formatierten Werten 56
Abbildung 20: SPSS-Datenmaske 57
Abbildung 21: Graphische Darstellung der logarithmisch aufgetragenen Quaddelgrößen 62
Abbildung 22: Geometrischen Mittel der Quaddeloberflächen 63
Abbildung 23: Testung der einzelnen Extrakte untereinander 67
Abbildung 24: Statistisch signifikante Unterschiede der Substanzen im Vergleich zur Referenz 67

Anhang

Tabellenverzeichnis

Tabelle 1: Allergische Reaktionen (in Anlehnung an (59)) 16
Tabelle 2: Allergenextrakte 36
Tabelle 3: Geometrisches Mittel der Quaddelgrößen 60
Tabelle 4: Logarithmisches geometrisches Mittel der Quaddelgröße 61
Tabelle 5: Errechnete AU/ml der Allergenlösungen 64
Tabelle 6: Vergleich der einzelnen Extrakte 65
Tabelle 7: Vergleich der konzentrierten Allergenlösungen mit der Referenzsubstanz .. 66
Tabelle 8: Unterschiede der konzentrierten Extrakte untereinander 66

Tabelle A1: Alter der Patienten

Parameter		Anzahl/ Wert
Anzahl	Vorhanden	18
	Fehlend	1
Mittelwert		27,72
Median		27,50
Standardabweichung		7,226
Minimum		17
Maximum		43

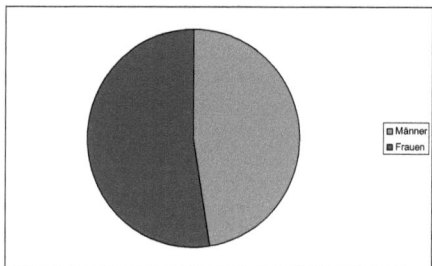

Abbildung A1: Geschlechterverteilung

Tabelle A2: Blutdruck und Puls der Patienten

Parameter	Puls	Systole	Diastole
Anzahl	19	19	19
Mittelwert	81.16	110.00	71.58
Median	82.00	110.00	70.00
Standardabweichung	2.243	8.819	6.248
Minimum	76	90	60

Anhang

| Maximum | 84 | 120 | 80 |

Anhang

Tabelle A3: Ergebnisse des In-vitro-Vergleiches der Allergene Dermatophagoides pteronyssinus, Cynodon dactylon und Felis domesticus(81)

Extract Source	House dust mite (*Dermatophagoides pteronyssinus*)		Bermuda grass (*Cynodon dactylon*)		Cat (*Felis domesticus*)	
	Protein Content[a] (µg/mL)	Relative Potency[b]	Protein Content[a] (µg/mL)	Relative Potency[b]	Protein Content[a] (µg/mL)	Fel d 1 Content[c] (Units/mL)
US Ref	585	1.000	1173	1.000	210	18
Group A						
Eur1	128	0.360	138	0.089	218	29.4
Eur2	163	0.444	286	0.246	118	2.1
Eur3	467	0.398	36	0.083	36	2.6
Group B						
US-Mex1	64	0.411	385	0.287	26	4.4
US-Mex2	80	0.337	111	0.028	17	1.6
Group C						
Mex1	17	0.082	37	0.090	24	< 0.6
Mex2	29	0.005	18	0.049	10	1.3
Mex3	12	0.034	376	0.046	21	1.7

Anhang

CASE REPORT FORM

Comparación de la Actividad Biológica de Extractos alergénicos de Dermatophagoides pteronyssinus para Pruebas Cutáneas

Iniciales paciente: ▮
(Apellido 1, apellido 2, 1° nombre; 2° nombre completo)

Número del Paciente: 1, 1, 9, 1

Investigador principal y co-investigadores:

- Dra. Désirée Larenas Linnemann, MD, FAAAAI
  Hospital Médica Sur, México DF
- Dr. Juan José Matta Campos, MD
- Dr. Guillermo Guidos Fogelbach, MS
- Dr. Victor M. Almeida Arvizu, MD
- Univ.-Prof. Dr. med. Ralph Mösges
  Otorrinolaringología y Alergia
  Dellusstr. 4; 52064 Aachen, Alemania.
- Juliane Köberlein, Dipl.Ges.Ök.
  IMSIE, Centro de Investigación y Estadística
  Clínica Universitaria, Colonia, Alemania.

CRF - Versión 2feb2007-DLL

Abbildung A3a: Fallberichtshefte - Seite 2 von 7

Anhang

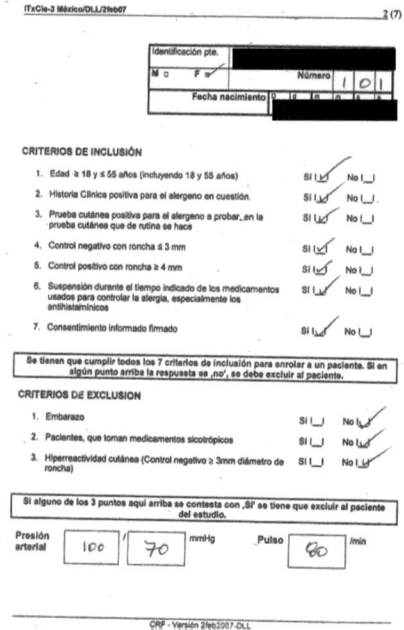

Abbildung A3b: Fallberichtshefte – Seite 2 von 7

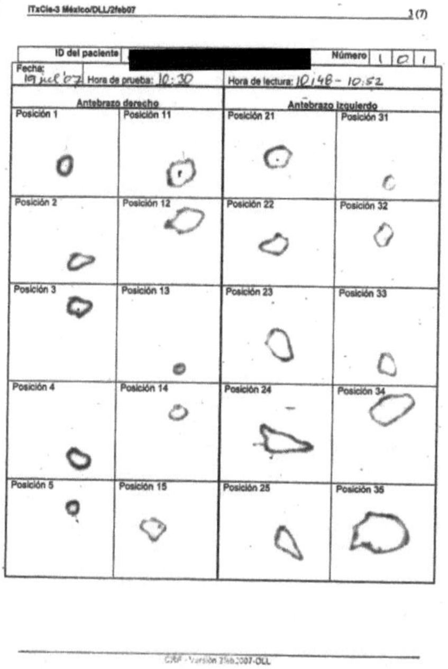

Anhang

Abbildung A3c: Fallberichtshefte – Seite 3 von 7

Anhang

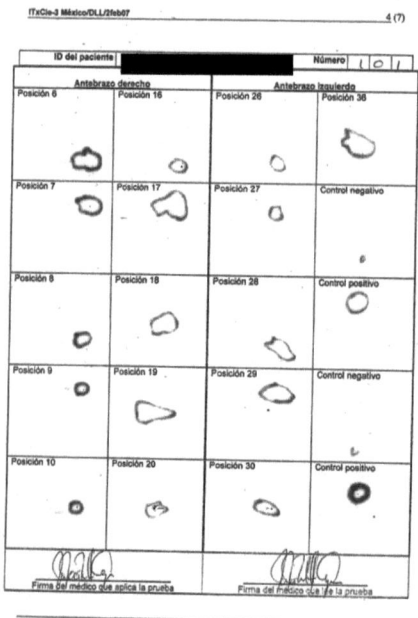

Abbildung A3d: Fallberichtshefte – Seite 4 von 7

Anhang

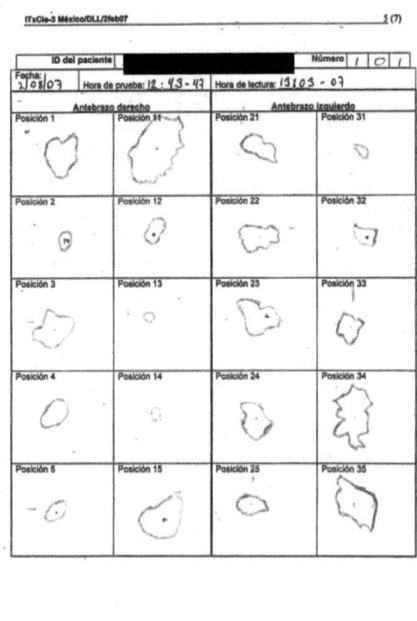

Abbildung A3e: Fallberichtshefte – Seite 5 von 7

Anhang

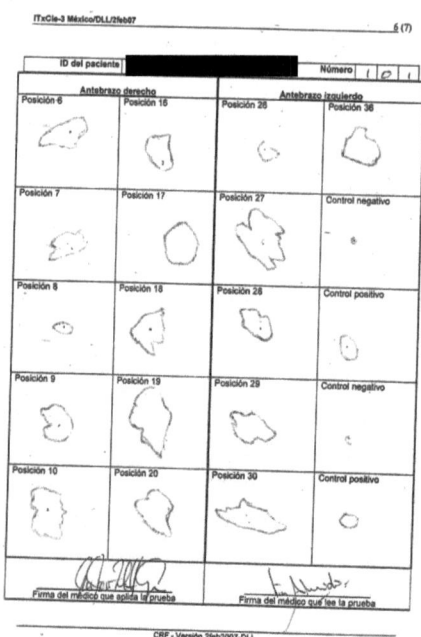

Abbildung A3f: Fallberichtshefte – Seite 6 von 7

Anhang

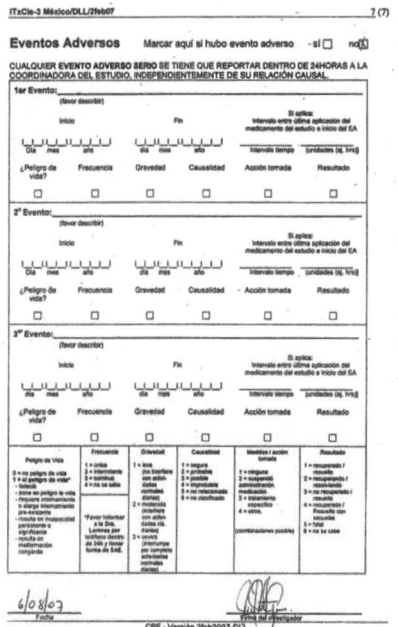

Abbildung A3g: Fallberichtshefte – Seite 7 von 7

Anhang

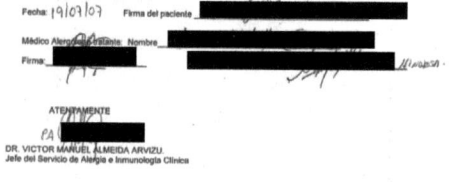

Abbildung 4: Einverständniserklärung der Probanden

Anhang

Tabelle A4: Dokumentation der fehlenden Hautreaktionen der Probanden.

Patienten-Nummer	Seite 1	Seite 2	Seite 3	Seite 4	Seite 5	Seite 6	Seite 7
101	+	+	+	+	+	+	+
102	+	+	+	+	+	+	+
103	+	+	„Posición 4" fehlt	„Control negativo" fehlt	+	+	+
104	+	+	+	+	+	+	+
105	+	+	+	„Control negativo" fehlt	+	„Control negativo" fehlt	+
106	+	+	+	„Control negativo" fehlt	+	„Control negativo" fehlt	+
107	+	+	+	+	+	+	+
108	+	+	+	+	+	„Control negativo" fehlt	+
109	+	+	+	„Control negativo" fehlt	+	„Control negativo" fehlt	+
110	+	+	+	„Control negativo" fehlt	+	„Control negativo" fehlt	+
111	+	+	+	„Control negativo" fehlt	Daten fehlen	Daten fehlen	+
112	+	+	+	„Control negativo" fehlt	+	„Control negativo" fehlt	+
113	+	+	+	„Control negativo" fehlt	+	„Control negativo" fehlt	+

Anhang

114	+	+	+	„Control negativo" fehlt	Daten fehlen	Daten fehlen	+
115	+	+	+	„Control negativo" fehlt	+	„Control negativo" fehlt	+
116	+	+	+	+	+	+	+
117	+	+	+	+	+	+	+
118	+	+	+	+	+	+	+
119	+	+	+	„Control negativo" fehlt	+	„Control negativo" fehlt	+
120	+	+	+	„Control negativo" fehlt	+	+	+
121	+	+	+	„Control negativo" fehlt	+	+	+
122	+	+	+	+	+	+	+
123	+	+	+	+	+	„Control negativo" fehlt	+

Tabelle A5a: Einzelne Hautreaktionen der Probanden nach Allergenlösung und Verdünnung

ID-Patient	P3_Posición_2	P5_Posición_2	P4_Posición_36	P6_Posición_36	A0 Geometrisches Mittel	A0 Standardabweichung	A0 Varianz	A0 Spannweite
1	0,5480	0,8220	1,2350	1,0750	0,8794	0,30	0,09	0,69
2	2,3180	9,1800	4,7770	13,0070	6,0301	4,74	22,43	10,69
3	0,9560	0,7670	0,5760	0,3400	0,6156	0,26	0,07	0,62
4	1,0540	0,4410	1,2570	0,9940	0,8730	0,35	0,12	0,82
5	0,7110	1,0480	0,7150	0,6030	0,7529	0,19	0,04	0,45
6	1,0050	0,0810	0,5820	0,7840	0,4390	0,39	0,16	0,92
7	1,4050	0,7000	3,3940	0,0630	0,6772	1,44	2,08	3,33
8	0,6190	6,6900	4,4190	8,4270	3,5239	3,37	11,38	7,81
9	0,2010	0,2250	0,7400	1,3900	0,4644	0,56	0,31	1,19
10	1,2920	3,7320	5,2370	1,7560	2,5805	1,83	3,33	3,95
11	2,8940	1,8210	0,9840	2,3200	1,8624	0,81	0,66	1,91
12	0,3610	1,0560	1,1100	0,7240	0,7440	0,35	0,12	0,75
13	0,1630	0,2820	0,1770	0,1170	0,1757	0,07	0,00	0,17
14	3,7350	5,1980	5,2920	1,9770	3,7752	1,56	2,42	3,32
15	0,7670	1,5440	0,6670	0,6380	0,8426	0,43	0,19	0,91
16	1,7780	1,9160	1,3940	7,9270	2,4770	3,12	9,76	6,53
17	3,7780	2,8230	2,1530	3,4040	2,9734	0,71	0,50	1,63
18	1,6440	1,7080	6,3380	1,3570	2,2168	2,39	5,71	4,98
19	1,2230	2,0980	1,4060	0,3390	1,0516	0,72	0,52	1,76
Mittelwerte	**1,3922**	**2,2175**	**2,2344**	**2,4864**	**1,7344**	**1,24**	**3,15**	**2,76**

A = Eur2; B = Mex1; C = Mex2; D = Referenzsubstanz; E = Eur1; F = EUR3;

0 = konzentriert; 1= Verdünnung 1:2; 2 = Verdünnung 1:4

Tabelle A5b: Einzelne Hautreaktionen der Probanden nach Allergenlösung und Verdünnung

ID-Patient	P3_Posición_4	P5_Posición_4	P4_Posición_10	P6_Posición_10	A0 Geo-metrisches Mittel	A0 Standard-abweichung	A0 Varianz	A0 Spann-weite
1	0,6330	0,6480	0,6280	0,3620	0,5526	0,14	0,09	0,29
2	0,9940	0,7750	1,7280	0,6660	0,9703	0,48	22,43	1,06
3	0,5390	0,8080	0,5280	0,8740	0,6696	0,18	0,07	0,35
4	0,2040	0,9630	0,4350	0,2690	0,3894	0,34	0,12	0,76
5	0,2400	1,0550	1,3080	0,2280	0,5242	0,56	0,04	1,08
6		0,5500	0,8590	0,4430		0,22	0,16	0,42
7	0,5040	0,6470	0,7120	0,4510	0,5689	0,12	2,08	0,26
8	2,0320	0,4090	5,2520	6,2520	2,2856	2,73	11,38	5,84
9	0,2080	0,7630	0,0770	2,0700	0,3988	0,91	0,31	1,99
10	1,9690	1,3760	1,9990	1,6730	1,7350	0,29	3,33	0,62
11	1,2060	0,7310	1,2800	1,3890	1,1189	0,29	0,66	0,66
12	0,3550	0,2080	0,1680	0,1360	0,2027	0,10	0,12	0,22
13	0,1380	0,1230	0,1290	0,4010	0,1721	0,14	0,00	0,28
14	1,2120	2,7360	2,6440	1,7950	1,9918	0,73	2,42	1,52
15	0,9560	0,5160	0,9860	2,2270	1,0202	0,74	0,19	1,71
16	2,4590	3,3660	2,3920	1,2870	2,2467	0,85	9,76	2,08
17	0,9590	2,1400	5,3400	3,0590	2,4062	1,85	0,50	4,38
18	4,3410	1,4860	7,5370	0,9840	2,6300	3,02	5,71	6,55
19	0,5400	0,5770	0,3520	0,8330	0,5498	0,20	0,52	0,48
Mittelwerte	1,0827	1,0462	1,8081	1,3368	1,1351	0,73	3,15	1,61

A = Eur2; B = Mex1; C = Mex2; D = Referenzsubstanz; E = Eur1; F = EUR3;
0 = konzentriert; 1= Verdünnung 1:2; 2 = Verdünnung 1:4

Tabelle A5c: Einzelne Hautreaktionen der Probanden nach Allergenlösung und Verdünnung

ID-Patient	P3_Posición_21	P5_Posición_21	P3_Posición_25	P5_Posición_25	A2 Geometrisches Mittel	A2 Standardabweichung	A2 Varianz	A2 Spannweite
1	1,0730	0,3100	0,9740	0,5250	0,6422	0,36	0,02	0,76
2	0,4560	1,7970	1,2050	1,6520	1,1301	0,60	0,23	1,34
3	0,4990	0,2410	0,4750	0,9900	0,4877	0,31	0,03	0,75
4	0,5770	0,7290	0,3810	0,7640	0,5915	0,17	0,12	0,38
5	0,4660	0,6860	0,7880	0,7610	0,6617	0,15	0,31	0,32
6	0,2360	0,3150	0,3110	0,1550	0,2447	0,08	0,05	0,16
7	0,2850	1,4400	0,5440	0,5970	0,6042	0,50	0,01	1,16
8	3,4310	1,1880	4,6870	10,4130	3,7556	3,93	7,45	9,23
9	0,4200	0,8220	0,3670	0,5800	0,5207	0,20	0,83	0,46
10	0,8530	2,1960	1,2350	1,3990	1,3413	0,57	0,09	1,34
11	0,8030	1,8530	2,3490	1,0220	1,3748	0,72	0,08	1,55
12	0,2140	0,2650	0,0850	0,2320	0,1829	0,08	0,01	0,18
13	0,1880	0,0930	0,1610	0,1840	0,1509	0,04	0,02	0,10
14	0,7150	2,3380	2,1670	0,7300	1,2752	0,89	0,53	1,62
15	1,2350	1,2730	2,9210	0,4160	1,1757	1,05	0,54	2,51
16	1,0890	3,2070	1,7250	2,1320	1,8931	0,89	0,72	2,12
17	0,4020	1,1910	1,8830	1,3330	1,0470	0,61	3,44	1,48
18	5,3010	0,5570	0,9590	1,7210	1,4858	2,17	9,12	4,74
19	0,1680	2,0370	0,3430	0,2010	0,3919	0,90	0,04	1,87
Mittelwerte	0,9690	1,1862	1,2400	1,3583	0,9977	0,75	1,24	1,69

A = Eur2; B = Mex1; C = Mex2; D = Referenzsubstanz; E = Eur1; F = EUR3;
0 = konzentriert; 1= Verdünnung 1:2; 2 = Verdünnung 1:4

Tabelle A5d: Einzelne Hautreaktionen der Probanden nach Allergenlösung und Verdünnung

ID-Patient	P3_Posición_23	P5_Posición_23	P4_Posición_30	P6_Posición_30	B0 Geometrisches Mittel	B0 Standardabweichung	B0 Varianz	B0 Spannweite
1	1,4210	2,1440	0,5260	0,4230	0,9074	0,81	0,66	1,72
2	1,5160	8,0550	4,6720	24,1230	6,0908	10,05	100,98	22,61
3	0,2520	0,1550	0,8380	0,4590	0,3501	0,30	0,09	0,68
4	1,5520	0,8190	0,7430	2,0320	1,1770	0,62	0,38	1,29
5	1,0640	0,5270	1,5100	0,7730	0,8995	0,42	0,18	0,98
6	1,0770	0,2620	0,5040	0,3200	0,4619	0,37	0,14	0,82
7	2,3520	2,3290	1,7420	2,7800	2,2695	0,43	0,18	1,04
8	5,5000	5,7130	2,4170	0,9360	2,9037	2,35	5,52	4,78
9	0,6190	1,4090	0,2840	1,6970	0,8052	0,66	0,44	1,41
10	9,6970	2,8670	3,3270	2,9470	4,0633	3,33	11,10	6,83
11	3,0700	2,4900	4,4030	4,0670	3,4205	0,88	0,78	1,91
12	1,8220	1,1820	0,1420	1,6860	0,8474	0,76	0,58	1,68
13	0,2250	0,1830	0,0680	0,1270	0,1373	0,07	0,00	0,16
14	2,2720	1,8240	3,3960	2,9110	2,5299	0,69	0,48	1,57
15	2,7890	2,5540	1,9300	5,8430	2,9938	1,75	3,05	3,91
16	3,3700	6,1340	4,3800	4,0480	4,3754	1,18	1,39	2,76
17	3,2920	2,0740	3,5520	1,8430	2,5856	0,86	0,73	1,71
18	9,8390	5,5160	8,0700	8,5690	7,8270	1,81	3,29	4,32
19	0,1550	0,8840	1,9010	1,3780	0,7740	0,74	0,55	1,75
Mittelwerte	2,7307	2,4801	2,3371	3,5243	2,3905	1,48	6,87	3,26

A = Eur2; B = Mex1; C = Mex2; D = Referenzsubstanz; E = Eur1; F = EUR3;
0 = konzentriert; 1= Verdünnung 1:2; 2 = Verdünnung 1:4

Tabelle A5e: Einzelne Hautreaktionen der Probanden nach Allergenlösung und Verdünnung

ID-Patient	P4_Posición_17	P6_Posición_17	P4_Posición_19	P6_Posición_19	B1 Geometrisches Mittel	B1 Standardabweichung	B1 Varianz	B1 Spannweite
1	0,8670	0,5920	0,8450	1,0010	0,5857	0,17	0,03	0,41
2	5,0010	3,4980	1,6020	2,0660	1,6046	1,54	2,36	3,40
3	0,5040	0,6040	0,6760	0,4550	0,3327	0,10	0,01	0,22
4	2,9820	0,9190	1,2900	0,9740	1,0078	0,97	0,95	2,06
5	1,2600	0,5140	1,1860	0,8910	0,9819	0,34	0,11	0,75
6	0,3340	0,3130	0,4210	0,1430	0,2010	0,12	0,01	0,28
7	1,5680	2,0460	1,6490	3,7430	1,9126	1,02	1,03	2,18
8	9,8070	4,8120	10,8980	1,0070	3,0333	4,59	21,08	9,89
9	0,9480	1,6780	0,7400	2,6730	0,9224	0,87	0,76	1,93
10	4,1650	4,3230	3,0690	3,2670	2,7685	0,63	0,40	1,25
11	1,9180	4,0440	2,7300	1,4530	1,4177	1,14	1,29	2,59
12	0,5520	0,7910	1,0070	1,4470	0,8198	0,38	0,14	0,90
13	0,1030	0,2700	0,1590	0,0690	0,1128	0,09	0,01	0,20
14	1,6820	2,7380	4,0740	4,8210	3,5716	1,40	1,95	3,14
15	3,5350	2,8910	2,2620	1,4660	1,2880	0,88	0,78	2,07
16	4,5610	5,7300	4,2370	6,2710	3,1747	0,96	0,92	2,03
17	7,0880	4,1910	2,8480	2,4770	2,9858	2,09	4,38	4,61
18	2,0000	6,1080	6,1710	8,6500	5,7586	2,76	7,59	6,65
19	0,5980	0,3810	2,1890	1,6690	1,1910	0,86	0,74	1,81
Mittelwerte	2,6038	2,4444	2,5291	2,3444	1,7721	1,10	2,34	2,44

A = Eur2; B = Mex1; C = Mex2; D = Referenzsubstanz; E = Eur1; F = EUR3;
0 = konzentriert; 1= Verdünnung 1:2; 2 = Verdünnung 1:4

Tabelle A5f: Einzelne Hautreaktionen der Probanden nach Allergenlösung und Verdünnung

ID-Patient	P4_Posición_7	P6_Posición_7	P3_Posición_32	P5_Posición_32	B2 Geometrisches Mittel	B2 Standardabweichung	B2 Varianz	B2 Spannweite
1	0,2330	0,5970	1,3410	0,2430	0,4614	0,52	0,27	1,11
2	1,1700	1,7120	1,9810	2,5840	1,7894	0,59	0,35	1,41
3	0,0860	0,4630	0,2060	0,2670	0,2163	0,16	0,02	0,38
4	0,9470	0,8670	1,9780	0,8330	1,0785	0,55	0,30	1,15
5	0,7730	1,1380	0,7150	0,8350	0,8513	0,19	0,04	0,42
6	0,1910	0,1420	0,3410	0,1760	0,2009	0,09	0,01	0,20
7	0,9530	2,2750	0,5550	2,2410	1,2815	0,88	0,78	1,72
8	3,0830	2,5020	0,5590	2,1000	1,7347	1,08	1,17	2,52
9	0,4080	0,8970	0,2980	0,4040	0,4582	0,27	0,07	0,60
10	1,6240	3,6080	3,3820	1,6660	2,3970	1,07	1,15	1,98
11	1,0710	0,9510	1,4740	0,9880	1,1036	0,24	0,06	0,52
12	0,5150	0,6020	0,1220	1,4300	0,4823	0,55	0,30	1,31
13	0,1330	0,1110	0,0560	0,0680	0,0866	0,04	0,00	0,08
14	3,5990	2,3020	1,8680	2,0190	2,3643	0,79	0,62	1,73
15	0,6550	1,2670	0,4070	0,7880	0,7183	0,36	0,13	0,86
16	2,4000	1,5930	2,7700	2,2650	2,2131	0,49	0,24	1,18
17	4,6250	2,4360	2,6230	2,3580	2,8892	1,08	1,17	2,27
18	3,1670	6,5050	3,0460	0,6130	2,4904	2,42	5,86	5,89
19	0,7650	0,7200	0,2910	0,7320	0,5853	0,22	0,05	0,47
Mittelwerte	1,3894	1,6152	1,2638	1,1900	1,2317	0,61	0,66	1,36

A = Eur2; B = Mex1; C = Mex2; D = Referenzsubstanz; E = Eur1; F = EUR3;
0 = konzentriert; 1= Verdünnung 1:2; 2 = Verdünnung 1:4

Tabelle A5g: Einzelne Hautreaktionen der Probanden nach Allergenlösung und Verdünnung

ID-Patient	P4_Posición_26	P6_Posición_26	P3_Posición_33	P5_Posición_33	C0 Geometrisches Mittel	C0 Standardabweichung	C0 Varianz	C0 Spannweite
1	0,7420	0,1840	0,3290	0,2400	0,3222	0,04	0,06	0,56
2	1,7410	0,4220	0,6270	3,2510	1,1062	0,42	1,68	2,83
3	0,0770	0,1530	0,0450	0,4690	0,1256	0,04	0,04	0,42
4	0,5910	0,5900	0,2390	0,4350	0,4363	0,11	0,03	0,35
5	0,3480	0,5160	0,5050	0,4090	0,4388	0,15	0,01	0,17
6	0,1110	0,1100	0,2220	0,0610	0,1134	0,10	0,00	0,16
7	0,3400	1,1010	0,3110	1,0520	0,5916	0,17	0,19	0,79
8	0,8140	1,2220	4,3690	1,2870	1,5379	0,92	2,70	3,56
9	0,2090	0,3180	0,2900	0,6740	0,3376	0,02	0,04	0,47
10	1,4930	1,3010	1,0860	1,4220	1,3160	0,08	0,03	0,41
11	1,0720	0,1900	0,9670	0,5410	0,5713	0,05	0,16	0,88
12	0,1150	0,1740	0,2050	0,1860	0,1662	0,04	0,00	0,09
13	0,0780	0,0590	0,1050	0,1080	0,0850	0,02	0,00	0,05
14	2,5860	2,0120	1,5260	0,5490	1,4449	0,24	0,74	2,04
15	0,6240	0,7030	1,3160	0,2370	0,6082	0,08	0,20	1,08
16	1,3740	1,8250	0,8170	1,1140	1,2291	0,08	0,18	1,01
17	0,7050	0,8270	1,8160	2,1250	1,2247	1,33	0,50	1,42
18	3,4040	0,9020	0,5040	0,4520	0,9145	0,23	1,98	2,95
19	0,3480	0,1530	0,3790	0,1610	0,2387	0,11	0,01	0,23
Mittelwerte	0,8827	0,6717	0,8241	0,7775	0,6741	0,22	0,45	1,02

A = Eur2; B = Mex1; C = Mex2; D = Referenzsubstanz; E = Eur1; F = EUR3;
0 = konzentriert; 1= Verdünnung 1:2; 2 = Verdünnung 1:4

Tabelle A5h: Einzelne Hautreaktionen der Probanden nach Allergenlösung und Verdünnung

ID-Patient	P3_Posición_14	P5_Posición_14	P3_Posición_31	P5_Posición_31	C1 Geometrisches Mittel	C1 Standardabweichung	C1 Varianz	C1 Spannweite
1	0,2260	0,1490	0,1670	0,2110	0,1856	0,04	0,00	0,08
2	1,2260	0,2720	0,6060	1,0030	0,6710	0,42	0,18	0,95
3	0,0230	0,0940	0,0970	0,1290	0,0721	0,04	0,00	0,11
4	0,2950	0,2140	0,0640	0,2900	0,1850	0,11	0,01	0,23
5	0,1630	0,2470	0,4850	0,1960	0,2487	0,15	0,02	0,32
6	0,2810	0,0390	0,0970	0,1100	0,1040	0,10	0,01	0,24
7	0,1020	0,4890	0,1480	0,2630	0,2099	0,17	0,03	0,39
8	0,8730	1,2990	0,3930	2,5430	1,0318	0,92	0,85	2,15
9	0,1550	0,1180	0,1140	0,1330	0,1290	0,02	0,00	0,04
10	0,0900	0,2480	0,2170	0,2540	0,1873	0,08	0,01	0,16
11	0,3230	0,2700	0,2290	0,3490	0,2889	0,05	0,00	0,12
12	0,0530	0,1020	0,0040	0,0750	0,0357	0,04	0,00	0,10
13	0,0520	0,0720	0,0410	0,0270	0,0451	0,02	0,00	0,05
14	0,8740	0,4790	0,5500	0,3110	0,5173	0,24	0,06	0,56
15	0,2080	0,3770	0,2740	0,3830	0,3012	0,08	0,01	0,18
16	0,3650	0,4900	0,5380	0,4060	0,4446	0,08	0,01	0,17
17	3,2900	0,7280	1,1630	0,2750	0,9355	1,33	1,78	3,02
18	0,7320	0,4750	0,7380	0,2550	0,5058	0,23	0,05	0,48
19	0,3450	0,0960	0,1760	0,1440	0,1702	0,11	0,01	0,25
Mittelwerte	0,5093	0,3294	0,3211	0,3872	0,3299	0,22	0,16	0,51

A = Eur2; B = Mex1; C = Mex2; D = Referenzsubstanz; E = Eur1; F = EUR3;
0 = konzentriert; 1= Verdünnung 1:2; 2 = Verdünnung 1:4

Tabelle A5i: Einzelne Hautreaktionen der Probanden nach Allergenlösung und Verdünnung

ID-Patient	P3_Posición_5	P5_Posición_5	P3_Posición_13	P5_Posición_13	C2 Geometrisches Mittel	C2 Standardabweichung	C2 Varianz	C2 Spannweite
1	0,2900	0,1440	0,1820	0,2030	0,1982	0,06	0,00	0,15
2	0,8330	0,3060	0,5610	0,3550	0,4747	0,24	0,06	0,53
3	0,0720	0,0400	0,0340	0,1330	0,0601	0,05	0,00	0,10
4	0,1290	0,5520	0,1240	0,2580	0,2185	0,20	0,04	0,43
5	0,0990	0,0970	0,1410	0,2810	0,1397	0,09	0,01	0,18
6	0,1540	0,0560	0,3570	0,0310	0,0988	0,15	0,02	0,33
7	0,0200	0,2300	0,3590	0,1120	0,1166	0,15	0,02	0,34
8	0,2990	0,1800	0,4350	0,2480	0,2760	0,11	0,01	0,26
9	0,0540	0,3900	0,0330	0,0790	0,0861	0,17	0,03	0,36
10	0,3510	0,1220	0,2860	0,2100	0,2252	0,10	0,01	0,23
11	0,2260	0,4020	0,2140	0,2600	0,2666	0,09	0,01	0,19
12	0,0100	0,0400	0,0190	0,0640	0,0264	0,02	0,00	0,05
13	0,0410	0,0200	0,0580	0,0610	0,0413	0,02	0,00	0,04
14	0,3090	0,2490	0,2920	0,5460	0,3328	0,13	0,02	0,30
15	0,1650	0,1910	0,0540	0,1420	0,1247	0,06	0,00	0,14
16	0,2800	0,2990	0,2920	0,2440	0,2779	0,02	0,00	0,06
17	1,0530	0,4090	0,2490	0,4560	0,4703	0,35	0,12	0,80
18	0,2170	0,1090	0,6750	0,6400	0,3179	0,29	0,08	0,57
19	0,1210	0,0900	0,1140	0,0890	0,1025	0,02	0,00	0,03
Mittelwerte	**0,2486**	**0,2066**	**0,2357**	**0,2322**	**0,2029**	**0,12**	**0,02**	**0,27**

A = Eur2; B = Mex1; C = Mex2; D = Referenzsubstanz; E = Eur1; F = EUR3;
0 = konzentriert; 1= Verdünnung 1:2; 2 = Verdünnung 1:4

Tabelle A5j: Einzelne Hautreaktionen der Probanden nach Allergenlösung und Verdünnung

ID-Patient	P3_Posición_34	P5_Posición_34	P3_Posición_35	P5_Posición_35	D0 Geo-metrisches Mittel	D0 Standard-abweichung	D0 Varianz	D0 Spann-weite
1	1,6920	1,9290	0,8370	2,2660	1,5774	0,61	0,37	1,43
2	4,2960	5,4590	1,8610	3,0090	3,3852	1,56	2,43	3,60
3	0,3400	0,9190	0,0990	0,4140	0,3364	0,34	0,12	0,82
4	1,0290	1,0790	1,2660	0,8300	1,0393	0,18	0,03	0,44
5	2,0560	2,8860	1,6310	1,9440	2,0827	0,54	0,29	1,26
6	0,4520	0,1860	1,4530	1,6860	0,6737	0,74	0,54	1,50
7	1,1310	1,5400	1,4640	1,2540	1,3372	0,19	0,04	0,41
8	11,6380	5,0030	8,1300	10,2770	8,3515	2,89	8,37	6,64
9	1,0490	2,1370	1,9050	1,8770	1,6826	0,48	0,23	1,09
10	3,1340	4,4440	0,9990	4,0640	2,7422	1,54	2,38	3,45
11	1,6020	2,1700	1,3350	3,9450	2,0685	1,17	1,38	2,61
12	0,5420	1,4140	1,3230	1,9240	1,1818	0,57	0,33	1,38
13	0,4270	0,3760	0,3470	0,5240	0,4134	0,08	0,01	0,18
14	10,0740	3,5670	8,0490	4,0310	5,8434	3,15	9,95	6,51
15	4,2250	4,9450	4,0220	3,8820	4,2498	0,47	0,22	1,06
16	8,2020	12,1320	5,6090	5,2700	7,3644	3,17	10,04	6,86
17	5,6030	12,6440	3,7390	3,6230	5,5659	4,26	18,14	9,02
18	22,0530	6,8540	11,7110	2,0170	7,7300	8,57	73,36	20,04
19	4,5970	5,4170	3,8300	1,3860	3,3908	1,74	3,03	4,03
Mittelwerte	4,4285	3,9527	3,1374	2,8538	3,2114	1,70	6,91	3,81

A = Eur2; B = Mex1; C = Mex2; D = Referenzsubstanz; E = Eur1; F = EUR3;
0 = konzentriert; 1= Verdünnung 1:2; 2 = Verdünnung 1:4

Tabelle A5k: Einzelne Hautreaktionen der Probanden nach Allergenlösung und Verdünnung

ID-Patient	P3_Posición_3	P5_Posición_3	P4_Posición_29	P6_Posición_29	D1 Geometrisches Mittel	D1 Standardabweichung	D1 Varianz	D1 Spannweite
1	1,8270	0,4240	0,6630	0,6620	0,7636	0,63	0,40	1,40
2	1,9500	10,7860	4,0720	1,5250	3,3806	4,28	18,34	9,26
3	0,8370	0,8420	0,2720	0,3680	0,5154	0,30	0,09	0,57
4	0,7580	0,4050	0,9010	1,3060	0,7753	0,37	0,14	0,90
5	1,5330	1,0020	1,7790	2,9450	1,6843	0,82	0,67	1,94
6	0,2360	0,4570	0,4070	0,4100	0,3663	0,10	0,01	0,22
7	0,8270	1,5620	3,6170	2,0670	1,7629	1,18	1,40	2,79
8	6,2330	6,1290	3,1760	3,5930	4,5694	1,62	2,64	3,06
9	0,2110	1,4430	0,5500	1,3290	0,6868	0,60	0,36	1,23
10	2,4440	0,7550	3,3840	1,8670	1,8478	1,10	1,21	2,63
11	2,5740	1,5840	0,6060	2,2030	1,5274	0,86	0,74	1,97
12	0,2780	2,1120	0,7840	2,9980	1,0839	1,24	1,54	2,72
13	0,4170	0,2330	0,4560	0,2880	0,3361	0,11	0,01	0,22
14	5,5960	3,8770	3,2660	1,9570	3,4316	1,51	2,28	3,64
15	2,1190	4,5050	0,9700	1,5260	1,9388	1,56	2,42	3,54
16	2,6300	1,6050	2,2760	2,8910	2,2957	0,56	0,31	1,29
17	6,6850	5,3230	6,1510	2,0140	4,5821	2,10	4,39	4,67
18	4,5630	5,1330	1,2980	1,9270	2,7666	1,90	3,61	3,84
19	0,8500	0,2020	0,7950	1,9570	0,7189	0,73	0,54	1,76
Mittelwerte	2,2404	2,5463	1,8644	1,7807	1,8439	1,14	2,16	2,51

A = Eur2; B = Mex1; C = Mex2; D = Referenzsubstanz; E = Eur1; F = EUR3;
0 = konzentriert; 1= Verdünnung 1:2; 2 = Verdünnung 1:4

Tabelle A5l: Einzelne Hautreaktionen der Probanden nach Allergenlösung und Verdünnung

ID-Patient	P4_Posición_18	P6_Posición_18	P4_Posición_28	P6_Posición_28	D2 Geometrisches Mittel	D2 Standardabweichung	D2 Varianz	D2 Spannweite
1	0,9610	0,6330	0,8570	0,3840	0,6689	0,26	0,07	0,58
2	1,8830	0,9610	0,9020	1,8610	1,3202	0,54	0,30	0,98
3	0,3170	0,2090	0,3350	0,4990	0,3244	0,12	0,01	0,29
4	1,1800	1,2250	1,0820	1,3620	1,2081	0,12	0,01	0,28
5	0,6050	0,6420	0,9780	1,5000	0,8688	0,41	0,17	0,90
6	0,3730	0,0860	0,1770	0,8020	0,2598	0,32	0,10	0,72
7	0,8230	3,2810	0,6510	0,8130	1,0934	1,26	1,59	2,63
8	3,0180	3,9810	0,6410	4,6000	2,4397	1,74	3,02	3,96
9	0,6220	1,3620	0,4440	0,9450	0,7721	0,40	0,16	0,92
10	1,6210	2,5540	1,5540	2,5350	2,0096	0,55	0,31	1,00
11	3,5670	1,1240	1,6450	0,4130	1,2847	1,35	1,83	3,15
12	0,3220	1,0430	0,2830	0,4980	0,4664	0,35	0,12	0,76
13	0,0860	0,0930	0,1310	0,1870	0,1183	0,05	0,00	0,10
14	2,0300	2,0610	5,9720	4,0190	3,1656	1,88	3,54	3,94
15	1,3920	2,5990	1,4200	3,7350	2,1644	1,07	1,14	2,32
16	2,8570	1,9390	2,4480	1,1920	2,0051	0,72	0,51	1,67
17	3,0050	2,7210	1,4120	1,3350	1,9814	0,87	0,75	1,67
18	2,3470	2,7200	8,4520	6,0070	4,2430	2,89	8,37	6,11
19	0,5700	1,7240	2,2020	0,5820	1,0593	0,82	0,68	1,63
Mittelwerte	1,4621	1,6294	1,6624	1,7510	1,4449	0,83	1,19	1,77

A = Eur2; B = Mex1; C = Mex2; D = Referenzsubstanz; E = Eur1; F = EUR3;
0 = konzentriert; 1= Verdünnung 1:2; 2 = Verdünnung 1:4

Tabelle A5m: Einzelne Hautreaktionen der Probanden nach Allergenlösung und Verdünnung

ID-Patient	P3_Posición_12	P5_Posición_12	P3_Posición_22	P5_Posición_22	E0 Geometrisches Mittel	E0 Standardabweichung	E0 Varianz	E0 Spannweite
1	1,0810	0,9310	0,5410	0,6320	0,7659	0,25	0,06	0,54
2	3,3230	5,7190	3,3120	5,1750	4,2483	1,25	1,56	2,41
3	0,1080	0,7150	0,2270	0,3240	0,2745	0,26	0,07	0,61
4	1,2670	0,7270	1,4710	1,8540	1,2589	0,47	0,22	1,13
5	1,4760	0,7190	1,4940	0,7720	1,0518	0,43	0,18	0,78
6	0,3210	0,1350	0,2490	0,1430	0,1982	0,09	0,01	0,19
7	1,8110	1,9540	0,6130	1,4710	1,3365	0,60	0,36	1,34
8	7,4060	11,6310	5,8240	12,7780	8,9479	3,32	11,05	6,95
9	0,6480	0,4880	0,3300	1,1220	0,5850	0,34	0,12	0,79
10	1,4620	2,9460	3,6470	2,1800	2,4190	0,95	0,89	2,19
11	2,2490	3,7880	2,4660	1,8400	2,4935	0,84	0,71	1,95
12	0,6840	1,3560	0,5810	0,9480	0,8454	0,35	0,12	0,78
13	0,1240	0,1900	0,1460	0,3870	0,1910	0,12	0,01	0,26
14	0,9300	4,7000	5,0250	1,3740	2,3438	2,15	4,64	4,10
15	1,2680	1,8730	1,8990	2,9090	1,9032	0,68	0,46	1,64
16	2,1830	3,8820	5,7620	3,4990	3,6154	1,48	2,19	3,58
17	1,4970	2,4060	2,5810	1,1630	1,8133	0,69	0,47	1,42
18	7,6130	5,8860	1,7470	0,3790	2,3339	3,40	11,59	7,23
19	1,7620	3,1920	0,0280	2,0780	0,7563	1,31	1,72	3,16
Mittelwerte	**1,9586**	**2,8020**	**1,9970**	**2,1594**	**1,9675**	**1,00**	**1,92**	**2,16**

A = Eur2; B = Mex1; C = Mex2; D = Referenzsubstanz; E = Eur1; F = EUR3;
0 = konzentriert; 1= Verdünnung 1:2; 2 = Verdünnung 1:4

Tabelle A5n: Einzelne Hautreaktionen der Probanden nach Allergenlösung und Verdünnung

ID-Patient	P3_Posición_11	P5_Posición_11	P3_Posición_24	P5_Posición_24	E1 Geometrisches Mittel	E1 Standardabweichung	E1 Varianz	E1 Spannweite
1	0,9680	1,6550	0,4640	0,6950	0,8478	0,52	0,27	1,19
2	0,7100	6,5680	1,8230	2,9020	2,2287	2,54	6,46	5,86
3	0,8560	0,3650	0,2310	0,2630	0,3712	0,29	0,08	0,63
4	0,7790	0,3960	0,9020	0,8460	0,6966	0,23	0,05	0,51
5	0,9680	1,0050	0,3230	0,5480	0,6442	0,33	0,11	0,68
6	0,9280	0,2470	0,3200	0,2530	0,3691	0,33	0,11	0,68
7	0,8980	1,5750	2,2140	1,4770	1,4665	0,54	0,29	1,32
8	6,5860	4,2350	2,4010	8,9000	4,9410	2,82	7,98	6,50
9	0,6100	3,9020	0,7200	1,0300	1,1526	1,57	2,46	3,29
10	2,4000	1,4900	0,8890	4,2980	1,9226	1,49	2,22	3,41
11	2,9240	3,3600	1,5450	1,8980	2,3168	0,85	0,73	1,82
12	0,2670	1,0840	0,4160	0,4690	0,4875	0,36	0,13	0,82
13	0,1560	0,0720	0,0480	0,1510	0,0950	0,05	0,00	0,11
14	2,4570	3,8900	1,0270	1,4570	1,9447	1,27	1,62	2,86
15	3,8340	2,0220	0,3200	1,1010	1,2856	1,51	2,29	3,51
16	4,0220	2,6420	3,0460	2,8890	3,1097	0,60	0,37	1,38
17	7,9690	1,6440	2,6800	2,4010	3,0301	2,90	8,39	6,33
18	9,2220	2,7200	9,7350	0,8050	3,7444	4,53	20,50	8,93
19	0,3340	0,7150	0,3980	0,0610	0,2759	0,27	0,07	0,65
Mittelwerte	2,4678	2,0835	1,5527	1,7076	1,6279	1,21	2,85	2,66

A = Eur2; B = Mex1; C = Mex2; D = Referenzsubstanz; E = Eur1; F = EUR3;

0 = konzentriert; 1= Verdünnung 1:2; 2 = Verdünnung 1:4

Tabelle A5o: Einzelne Hautreaktionen der Probanden nach Allergenlösung und Verdünnung

ID-Patient	P4_Posición_9	P6_Posición_9	P4_Posición_27	P6_Posición_27	E2 Geometrisches Mittel	E2 Standardabweichung	E2 Varianz	E2 Spannweite
1	1,1500	0,5980	0,6980	0,2640	0,5966	0,37	0,13	0,89
2	5,1750	5,7390	1,1560	1,1960	2,5314	2,48	6,16	4,58
3	0,0940	0,1370	0,2020	0,5660	0,1959	0,22	0,05	0,47
4	0,4100	0,4320	0,8720	1,4060	0,6826	0,47	0,22	1,00
5	1,1090	1,6310	0,9250	1,0180	1,1424	0,32	0,10	0,71
6	0,3160	0,1280	0,1570	0,0990	0,1583	0,10	0,01	0,22
7	1,4080	0,8400	0,8320	0,9440	0,9817	0,27	0,07	0,58
8	4,0930	13,1220	7,8510	0,9990	4,5304	5,22	27,24	12,12
9	0,0980	1,2790	0,1590	2,6420	0,4790	1,20	1,43	2,54
10	2,2520	6,0800	3,4590	3,5110	3,5910	1,61	2,60	3,83
11	0,9680	0,3280	1,1620	1,8450	0,9083	0,62	0,39	1,52
12	0,4410	0,1970	0,1960	0,7350	0,3345	0,26	0,07	0,54
13	0,1140	0,1270	0,0520	0,0660	0,0840	0,04	0,00	0,08
14	0,8220	2,4300	1,8020	3,3200	1,8593	1,05	1,11	2,50
15	0,8310	0,9980	0,7000	1,4830	0,9633	0,34	0,12	0,78
16	0,7300	3,8970	2,1140	2,9490	2,0521	1,34	1,80	3,17
17	3,3840	4,9490	0,9550	1,1840	2,0861	1,90	3,61	3,99
18	9,0640	2,0590	6,9930	2,7020	4,3334	3,38	11,42	7,01
19	0,5150	0,5400	0,1490	0,5030	0,3800	0,19	0,03	0,39
Mittelwerte	1,7355	2,3953	1,6018	1,4438	1,4679	1,12	2,98	2,47

A = Eur2; B = Mex1; C = Mex2; D = Referenzsubstanz; E = Eur1; F = EUR3;
0 = konzentriert; 1= Verdünnung 1:2; 2 = Verdünnung 1:4

Tabelle A5p: Einzelne Hautreaktionen der Probanden nach Allergenlösung und Verdünnung

ID-Patient	P3_Posición_1	P5_Posición_1	P4_Posición_16	P6_Posición_16	F0 Geometrisches Mittel	F0 Standardabweichung	F0 Varianz	F0 Spannweite
1	2,4120	0,8230	0,4670	0,6850	0,8927	0,89	0,79	1,95
2	4,4010	6,6370	4,8190	4,2300	4,9398	1,10	1,22	2,41
3	0,5800	0,4260	0,1420	0,1850	0,2838	0,21	0,04	0,44
4	0,9950	1,2420	1,5010	0,9130	1,1408	0,27	0,07	0,59
5	1,1810	0,4170	1,2520	2,0300	1,0577	0,66	0,43	1,61
6	0,6470	0,8740	0,0580	0,8510	0,4087	0,38	0,14	0,82
7	1,6370	1,1650	1,3400	1,9760	1,4991	0,36	0,13	0,81
8	18,8880	6,0240	4,6830	8,6810	8,2469	6,43	41,36	14,21
9	0,1280	1,4140	0,1960	1,0720	0,4416	0,64	0,41	1,29
10	5,6790	2,8080	3,1080	8,6910	4,5557	2,74	7,48	5,88
11	2,2980	1,2490	2,3250	0,9650	1,5930	0,71	0,50	1,36
12	0,4730	0,6790	0,0400	1,0830	0,3434	0,43	0,19	1,04
13	0,1400	0,2380	0,2330	0,1950	0,1973	0,05	0,00	0,10
14	5,2560	1,3500	1,7780	0,0620	0,9404	2,22	4,93	5,19
15	1,4960	1,5060	0,4950	1,2670	1,0903	0,48	0,23	1,01
16	4,9970	1,9370	1,3620	2,2510	2,3340	1,62	2,61	3,64
17	1,7180	4,9450	4,8310	2,7130	3,2484	1,60	2,55	3,23
18	4,0780	1,9080	2,5190	2,5690	2,6638	0,92	0,85	2,17
19	0,4310	0,6370	0,5030	0,2910	0,4477	0,14	0,02	0,35
Mittelwerte	**3,0229**	**1,9094**	**1,6659**	**2,1426**	**1,9118**	**1,15**	**3,37**	**2,53**

A = Eur2; B = Mex1; C = Mex2; D = Referenzsubstanz; E = Eur1; F = EUR3;
0 = konzentriert; 1= Verdünnung 1:2; 2 = Verdünnung 1:4

Tabelle A5q: Einzelne Hautreaktionen der Probanden nach Allergenlösung und Verdünnung

ID-Patient	P4_Posición_6	P6_Posición_6	P3_Posición_15	P5_Posición_15	F1 Geometrisches Mittel	F1 Standardabweichung	F1 Varianz	F1 Spannweite
1	0,7310	0,3480	0,9240	1,0820	0,7101	0,32	0,10	0,73
2	0,8610	3,4740	6,0980	0,9980	2,0656	2,47	6,11	5,24
3	0,1120	0,4750	0,0640	0,2290	0,1671	0,18	0,03	0,41
4	1,2710	0,6410	0,4890	2,0570	0,9515	0,71	0,51	1,57
5	0,6050	1,1010	0,8710	0,9830	0,8690	0,21	0,04	0,50
6	0,5430	0,2240	0,1410	0,2880	0,2651	0,17	0,03	0,40
7	0,4850	1,4520	1,6230	1,7530	1,1897	0,58	0,33	1,27
8	5,6270	1,4030	4,5230	2,8840	3,1856	1,85	3,43	4,22
9	0,4930	1,3430	0,3190	2,0290	0,8091	0,79	0,63	1,71
10	2,4780	0,4380	4,5430	1,5740	1,6691	1,74	3,02	4,11
11	1,1890	1,5140	2,1010	1,3600	1,5060	0,40	0,16	0,91
12	0,6290	0,3290	0,2730	0,7880	0,4593	0,25	0,06	0,52
13	0,1840	0,3070	0,1880	0,1770	0,2082	0,06	0,00	0,13
14	2,0670	1,4460	1,3940	2,2270	1,7453	0,43	0,18	0,83
15	0,7360	0,5720	0,3850	1,4260	0,6934	0,45	0,21	1,04
16	0,7200	1,6810	2,0910	1,8290	1,4668	0,60	0,36	1,37
17	2,9450	1,3950	3,0470	1,9170	2,2133	0,80	0,65	1,65
18	4,7280	0,8440	2,9220	1,5200	2,0518	1,72	2,95	3,88
19	0,5160	0,8040	0,4260	0,3110	0,4842	0,21	0,04	0,49
Mittelwerte	1,4168	1,0416	1,7064	1,3385	1,1953	0,73	0,99	1,63

A = Eur2; B = Mex1; C = Mex2; D = Referenzsubstanz; E = Eur1; F = EUR3;
0 = konzentriert; 1= Verdünnung 1:2; 2 = Verdünnung 1:4

Tabelle A5r: Einzelne Hautreaktionen der Probanden nach Allergenlösung und Verdünnung

ID-Patient	P4_Posición_8	P6_Posición_8	P4_Posición_20	P6_Posición_20	F2 Geometrisches Mittel	F2 Standardabweichung	F2 Varianz	F2 Spannweite
1	0,2970	0,3270	0,4850	0,8120	0,4422	0,24	0,06	0,52
2	2,7580	0,4230	4,3760	0,8880	1,4592	1,82	3,30	3,95
3	0,0320	0,2680	0,6350	0,2080	0,1835	0,25	0,06	0,60
4	0,8680	0,4070	1,6480	0,9670	0,8662	0,51	0,26	1,24
5	0,5640	1,2010	0,2920	0,9620	0,6605	0,41	0,16	0,91
6	0,1230	0,0760	0,3490	0,1680	0,1530	0,12	0,01	0,27
7	1,4680	1,1410	1,0010	1,4250	1,2433	0,22	0,05	0,47
8	2,0330	3,8140	5,2470	1,4640	2,7781	1,73	2,98	3,78
9	0,1830	0,2110	0,2720	1,6220	0,3613	0,70	0,49	1,44
10	1,5190	1,2860	1,7670	2,3800	1,6930	0,47	0,22	1,09
11	0,8560	0,9640	0,5260	1,5850	0,9107	0,44	0,20	1,06
12	0,0670	0,4500	0,7280	0,5040	0,3243	0,27	0,08	0,66
13	0,1180	0,1020	0,1260	0,1250	0,1173	0,01	0,00	0,02
14	1,7820	1,8590	2,7490	3,2260	2,3281	0,70	0,49	1,44
15	0,6360	0,4000	0,4620	1,6300	0,6616	0,57	0,33	1,23
16	0,6830	1,1500	1,4570	2,3860	1,2855	0,72	0,52	1,70
17	0,4410	5,5860	1,7300	1,7380	1,6497	2,23	4,96	5,15
18	3,4600	1,2970	6,1340	2,9020	2,9896	2,01	4,05	4,84
19	0,1210	0,1880	0,1630	0,1830	0,1614	0,03	0,00	0,07
Mittelwerte	0,9478	1,1132	1,5867	1,3250	1,0668	0,71	0,96	1,60

A = Eur2; B = Mex1; C = Mex2; D = Referenzsubstanz; E = Eur1; F = EUR3;
0 = konzentriert; 1= Verdünnung 1:2; 2 = Verdünnung 1:4

Tabelle A5s: Einzelne Hautreaktionen der Probanden nach Allergenlösung und Verdünnung

ID-Patient	P4_Neg. Kontrolle _37	P6_Neg. Kontrolle _37	P4_Neg. Kontrolle _39	P6_Neg. Kontrolle _39	Neg. Kontrolle Geo. Mittel	Neg. Kontrolle SD	Neg. Kontrolle Varianz	Neg. Kontrolle
1	0,0120	0,0290	0,0220	0,0360	0,0229	0,01	0,00	0,02
2	0,0000	0,0400	0,0000	0,2040	0,0000	0,10	0,01	0,20
3	0,0080	0,0660	0,0180	0,0430	0,0253	0,03	0,00	0,06
4	0,0130	0,0000	0,0080	0,0000	0,0000	0,01	0,00	0,01
5	0,0000	0,5820	0,0000	0,0000	0,0000	0,29	0,08	0,58
6	0,0000	0,0140	0,0000	0,0000	0,0000	0,01	0,00	0,01
7	0,0000	0,0000	0,0000	0,0000	0,0000	0,00	0,00	0,00
8	0,0000	0,0000	0,0000	0,0000	0,0000	0,00	0,00	0,00
9	0,0180	0,0230	0,0460	0,0240	0,0260	0,01	0,00	0,03
10	0,0000	0,5160	0,0000	0,0700	0,0000	0,25	0,06	0,52
11	0,0000	0,0000	0,0000	0,0000	0,0000	0,00	0,00	0,00
12	0,0070	0,0000	0,0230	0,0000	0,0000	0,01	0,00	0,02
13	0,0000	0,0000	0,0000	0,0000	0,0000	0,00	0,00	0,00
14	0,0100	0,0270	0,0230	0,0560	0,0243	0,02	0,00	0,05
15	0,0000	0,0000	0,0000	0,0000	0,0000	0,00	0,00	0,00
16	0,0000	0,0000	0,0000	0,0000	0,0000	0,00	0,00	0,00
17	0,0420	0,0170	0,0840	0,0220	0,0339	0,03	0,00	0,07
18	0,0300	0,0000	0,0300	0,0000	0,0000	0,02	0,00	0,03
19	0,0000	0,0000	0,0000	0,0000	0,0000	0,00	0,00	0,00
Mittelwerte	0,0074	0,0692	0,0134	0,0239	0,0070	0,04	0,01	0,08

A = Eur2; B = Mex1; C = Mex2; D = Referenzsubstanz; E = Eur1; F = EUR3;
0 = konzentriert; 1= Verdünnung 1:2; 2 = Verdünnung 1:4

Tabelle A5t: Einzelne Hautreaktionen der Probanden nach Allergenlösung und Verdünnung

ID-Patient	P4_Positiv Kontrolle_38	P6_Positiv Kontrolle_38	P4_Positiv Kontrolle_40	P6_Positiv Kontrol le_40	Positiv Kontrolle Geometrisches Mittel	Positiv Kontrolle Standardabweichung	Positiv Kontrolle Varianz	Positiv Kontrolle Spannweite
1	0,5150	0,3280	0,4530	0,6750	0,4767	0,14	0,02	0,35
2	0,8730	0,5920	0,8720	0,8180	0,7792	0,13	0,02	0,28
3	0,5370	0,5420	0,2750	0,5570	0,4595	0,14	0,02	0,28
4	0,4760	0,1940	0,4280	0,2670	0,3205	0,13	0,02	0,28
5	0,2940	0,3140	0,2540		0,2862	0,03	0,00	0,06
6	0,4920	0,3030	0,6790	0,3920	0,4463	0,16	0,03	0,38
7	0,2540	0,2790	0,2800	0,3950	0,2975	0,06	0,00	0,14
8	0,4880	1,1310	0,5030	1,0210	0,7297	0,34	0,11	0,64
9	0,4030	0,4480	0,1180	0,2390	0,2671	0,15	0,02	0,33
10	0,5210	0,0850	0,5060	0,6390	0,3459	0,24	0,06	0,55
11	0,9400	0,5950	0,3750	0,7720	0,6343	0,24	0,06	0,57
12	0,2110	0,4610	0,2340	0,4900	0,3250	0,15	0,02	0,28
13	0,3100	0,4060	0,4350	0,4510	0,3964	0,06	0,00	0,14
14	0,5150	0,4820	0,7080	0,4580	0,5326	0,11	0,01	0,25
15	0,3630	0,4840	0,5090	0,8550	0,5258	0,21	0,04	0,49
16	0,2730	0,2770	0,3260	0,4220	0,3194	0,07	0,00	0,15
17	0,2670	0,5960	0,3150	0,4040	0,3772	0,15	0,02	0,33
18	0,4200	0,0230	0,7300	0,0340	0,1244	0,34	0,12	0,71
19	0,4030	0,6270	0,3660	0,3990	0,4383	0,12	0,01	0,26
Mittelwerte	**0,4503**	**0,4298**	**0,4403**	**0,5160**	**0,4254**	**0,16**	**0,03**	**0,34**

A = Eur2; B = Mex1; C = Mex2; D = Referenzsubstanz; E = Eur1; F = EUR3;
0 = konzentriert; 1= Verdünnung 1:2; 2 = Verdünnung 1:4

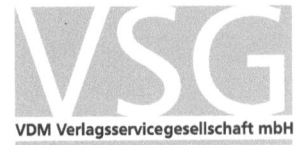

Die VDM Verlagsservicegesellschaft sucht für wissenschaftliche Verlage abgeschlossene und herausragende

Dissertationen, Habilitationen, Diplomarbeiten, Master Theses, Magisterarbeiten usw.

für die kostenlose Publikation als Fachbuch.

Sie verfügen über eine Arbeit, die hohen inhaltlichen und formalen Ansprüchen genügt, und haben Interesse an einer honorarvergüteten Publikation?

Dann senden Sie bitte erste Informationen über sich und Ihre Arbeit per Email an *info@vdm-vsg.de*.

Sie erhalten kurzfristig unser Feedback!

VDM Verlagsservicegesellschaft mbH
Dudweiler Landstr. 99
D - 66123 Saarbrücken
www.vdm-vsg.de

Telefon +49 681 3720 174
Fax +49 681 3720 1749

Die VDM Verlagsservicegesellschaft mbH vertritt

 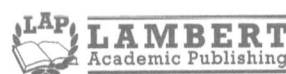 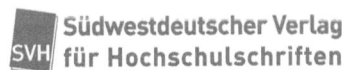

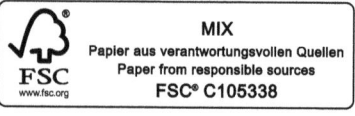

Printed by Books on Demand GmbH, Norderstedt / Germany